食品の正しい知識

毎日の健康自主管理のために

三石 巌
MITSUISHI Iwao

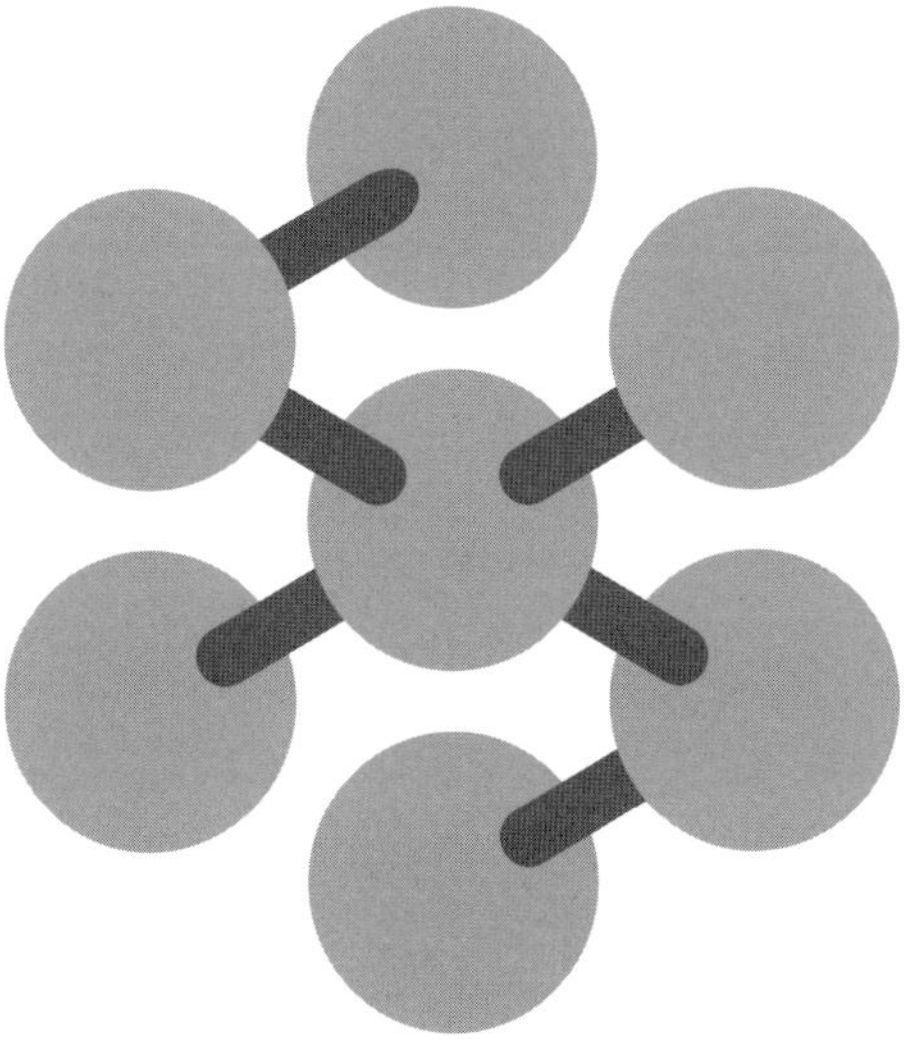

健康自主管理システム 2

1、本シリーズは『三石巌による健康自主管理システム全5巻』（阿部出版刊）を、『健康自主管理システム全5巻』として新たに刊行した。

2、本書は『健康自主管理と食品の常識』（阿部出版刊）を、『食品の正しい知識－毎日の健康自主管理のために』と改題し、再編集したものである。

3、本書は刊行時における科学的視点から、著者が設立した三石理論研究所の半田節子所長による解説を加えた。

プロローグ

私が、現代評論社から『健康食総点検』を出したのは、1978年のことですから、それからもう13年近くの歳月が経ってしまいました。その間に、世の中はすすみ、食品に関する知識もすすみました。改めるべきところ、加えるべき情報は、山ほどあります。

そこで、「健康自主管理システム」に食品関係のものを入れる企画ができたとき、『健康食総点検』を下じきにすることにしました。こうしてできた本が、これです。

本シリーズは全5巻ですので、5巻全部を読んで初めて、私の健康自主管理に関する理論とその実践が、体系的に理解できるという構成になっています。くれぐれも、これ1冊で健康自主管理ができるようになる、などとお考えにならないようにしていただきたいと思います。

この本では、一つひとつの食品についてその功罪を書きましたが、そこには、いろいろな耳慣れない物質の名前が出てきます。どうか、こういう言葉に慣れてください。特に、はじめのいくつかの章をじっくり読んでいただければ、そこで覚えたことが、後の理解に役立つと思います。

この本をお読みになると、取り上げた食品の中には、そっけなく扱っているものもあります。そのことに、好感を覚えない方がおありかもしれません。しかし、私が高く評価しないものが、そのような扱いになるのは仕方がない、とお考えください。

1991年7月

三石　巌

目次

1　お米のはなし

日本は、昔から「瑞穂《みずほ》の国」といわれてきました。これは、お米の豊かな国というような意味だと思います。弥生時代といえば、２０００年も前のことですが、もうこのころには、稲作のテクニックが相当に発達していたと考えられています。ということは、お米がかなり取れて、ぜいたくのできる一部の人たちは、毎日のようにお米のごはんを食べていた、ということでしょう。

もちろん、そのころのお米は、「玄米」です。「玄」とは黒いという意味ですから、玄米とは黒いお米のことです。

イネの実を見ると、それは、たくさん集まって穂になっています。穂についたひと粒ひと粒が、イネの実なのです。これを、籾《もみ》といいます。

籾のからをむくと、中からうす黒いイネの種が出てきます。これが玄米です。昔は、これをおかまで炊いたごはんを食べていたわけです。それは、歯ざわりがぷつぷつして、私たちが今食べているごはんより、まずかったに違いありません。

私の大学生時代、原宿に玄米食堂というのができました。父が行ってみようと言うので、そこで玄米ごはんを初めて食べてみました。でも、それは圧力がまで炊いてあったので、特にまずいとは思いませんでした。おかずは尾頭付きのタイでしたが、これも圧力をかけて煮てあったので、骨まで食べられました。今、玄米を食べる人は、かならず圧力がまで炊きます。圧力がかかると、水の沸点が上がるので、100度より高い温度になり、種皮がやわらかくなるのです。種皮とは、玄米がかぶっているうす黒い皮のことです。

昔の人は、圧力がまを知りませんでしたから、普通のおかまで玄米を炊きました。だから、そのごはんはまずかったはずです。

ところで、博物館へ行くと、よろいかぶとを見ることができます。もしそれを着ろと言われたら、私は断ります。重くて軽快な動作などはできないだろう、と思うからです。博物館の説明者は、昔の人は玄米を食べていたから、重いよろいかぶとを着ていくさができたのだといいます。でも、大将は馬に乗っていたから、重いものをつけていても、いくさができたのではないでしょうか。馬に乗らない兵士は、よろいかぶとなどつけなかったのではないでしょうか。

玄米がかぶっているうす黒い皮は、糠《ぬか》になるもので、消化されません。ですから、玄米ごはんは、便秘を防ぐのだろうと思います。それにねばりがあって、どうしても、もぐもぐと噛む回数が増えますから、さっさとかき込むのは無理です。そのために、玄米ごはんは、量が少なくてすむことになります。これは、食糧の節約にもってこいです。

戦争中、農村の男子がどんどん戦場にかり出されて、お米の生産が思うようにいかなくなりました。しかし、そのお米を戦地へ送らなければなりません。玄米食は、こういう食糧事情の中で、軍部に歓迎されました。むろんそれは、将兵が玄米を食べるということではありません。国民に玄米を食べさせるということです。

そういうことだと、玄米食のPRが必要になります。そこで、玄米正食を説く桜沢如一という人が、脚光を浴びることになりました。おそらく、軍部がバックアップしたのでしょう。というのは、敗戦後、彼はマッカーサー司令部から公職追放処分を受けたということですから。

玄米の種皮、つまり糠になる部分は、いわゆる食物繊維（ダイエットファイバー）です。そして、そこには「フィチン酸」という酸が含まれています。ご存じの通り、酸は、アルカリと結合して中性の塩《えん》になる性質をもっています。そのために、フィチン酸は、鉄やカルシウムがあると、それと結合してフィチン酸塩を作ってしまいます。

この塩、つまりフィチン酸鉄やフィチン酸カルシウムなどは、水に溶けない性質のものです。したがって、鉄やカルシウムを含んだ食物と玄米が一緒になると、これが水に溶けないフィチン酸塩になるので、腸から吸収できなくなります。

私の友だちのお孫さんは、生まれつき、耳も聞こえず目も見えず、自分で動くこともできません。毎日リハビリに通っていても、どうにもなりません。本当に気の毒です。

これは、お母さんに問題がありました。玄米正食を忠実に守った食生活が、この痛ましい結果を生んだのです。

　那覇で聞いた話ですが、生まれたばかりの赤ちゃんが、ひきつけを起こしました。お医者さんが不思議に思って、母親にいろいろと質問をしてみました。そして、玄米食をやっていたことをつきとめました。そこで、赤ちゃんに鉄剤を与えたところ、ひきつけがけろりと治ってしまいました。

　もう一つは、大分で出会った若い女性の場合です。この人は寝たきりでしたが、その顔はまっ黒で、ほんの一部に普通の皮膚が残っていました。全身性エリテマトーデス（SLE）[*1]の患者だったのです。

　この人は、大病院の事務員だったのですが、やせたい一心で玄米食を始めたのがいけなかった、と言いました。

　私には、この人がどうしてSLEになったのか、完全な説明はできません。ただ、栄養条件に不備があったのが原因だということはできます。フィチン酸によるミネラルの不足は、むろんその悪条件の一つになります。

　皮肉を言えば、玄米食は、とにかくやせたいという人に向いているといえましょう。カロリーがあまり摂れないことと、ダイエットファイバーがあるからです。念のために書きますが、ダイエットとは、もともと食物の意味で、特にやせるための食物という意味はありません。ただし、やせるためのダイエットというときには、食餌療法の意味になります。

日本人は、昔から米を食べているのだから、米で栄養を摂っていれば間違いない、ということをよく聞きます。

人生50年といわれた時代から、人間の知識が少しもすすんでいないというのなら、それでいいでしょう。しかし、科学は日進月歩といわれています。そして、人生80年といわれるほど、時代は変わってきています。

今、私たちは、白米を食べるのが普通になっています。これは、一つの進歩です。玄米をまずいと思った人が、白米を発明したに違いないでしょう。

戦争中にお米が配給になったとき、渡されたのは玄米でした。それを受け取ると、一升瓶に入れて、長い木の棒を差し込みました。それを上からついていると、だんだんに皮がむけて、玄米が白くなっていきます。根気よく棒を動かしていると、しまいに皮がすっかりむけて、玄米が白米になってくるのです。私たちは、こんな手間をかけてまでも、白米を食べようとしたものでした。

日本で玄米をついて白米にする方法を発明したのは、江戸の人で、元禄時代のことでした。そのころの江戸の商人はぜいたくでしたから、白米はどんどん広まりました。すると、「江戸わずらい」という病気がはやり出しました。これは、今でいう脚気《かっけ》のことです。脚気は、いなかから出てきて江戸の商人に雇われている、小僧さんや、番頭さんの間に広まりました。白米はおいしいからといって、ろくなおかずをあげないから、栄養失調になったのです。脚気になった人たちは、農村に帰されました。すると、病気が治りました。いなかでは、玄米を食べたからです。

米つぶをよく見ると、肩のところがちょっとくぼんでいるでしょう。あれは、胚芽が取れたあとです。玄米の皮をむくと、胚芽が取れてしまうのです。胚芽は、イネの種をまいたとき、芽になるところです。そのために、ここには、生長のために必要な、ビタミンB_1をはじめとするさまざまな栄養素が含まれています。お米をつくと、こういう大事なものが失われるのです。脚気は、ビタミンB_1の不足で起きる病気ですから、白米しか食べなかったために脚気が起きるのに不思議はないわけです。

ビタミンB_1は、いろいろなおかずに含まれていますから、いろいろな副食物を十分に食べているご主人には、江戸わずらいはありませんでした。

このために、江戸わずらいがどうして起きるのかは、誰にも分かりませんでした。江戸を出さえすれば治る病気だから、これは江戸のせいです。それで、江戸わずらいという名前がついたのです。昔の人は、今の人のように、それはなぜか、などというような疑問をもつことが、あまりなかったのだと思います。そういう疑問をもってじっくり考える習慣があれば、日本にも科学が芽生えたはずでしょう。

白米の害については、おもしろいエピソードがあります。それは、戦争中、シンガポールのチャンギ捕虜収容所の話です。ここには、5万2000人のイギリス軍とオーストラリア軍の将兵がいました。彼らは、白米のおかゆを与えられ、毎日8時間から12時間の肉体労働を強いられました。

むろん、ここには大勢の脚気患者が出ました。その3分の2には、神経症状が現れました。それは、例えばふくらはぎの痙攣や痛みなどから、もの忘れまでです。もの忘れには、一同ほとほとまいったようで、これに「チャンギメモリー」という名前がつけられたほどです。メモリーとは記憶のことですから、すぐに忘れる記憶のことをチャンギ式といったことになります。

この詳しい調査をした2人の医者がいましたが、彼らは、日本の敗戦後しばらくしてから、チャンギの収容所でもの忘れをした経験のある人を集めて、実験をやってみました。ひょっとしたら、チャンギメモリーがストレスからきたのかもしれない、と思ってのことでしょう。

実験の結果は、白米のおかゆを主とする食事では、やはりチャンギメモリーが起きることを示しました。これは、ビタミンB_1を含む胚芽の取れてしまった白米ばかり食べているとビタミンB_1の不足が起きること、ビタミンB_1が不足するともの忘れがひどくなること、などを証明する実験となりました。

脚気というのは、この字にあるように脚の病気ですが、心臓の調子を悪くしたり、チャンギメモリーを起こしたりするので、脚だけの病気だと思っているととんでもないことになる、ということが分かりました。そこで、ビタミンB_1の不足から起きる神経症をひっくるめて「潜在性脚気」（エンセファロパチア）と呼ぶのがよい、というアイディアが出てきました。もの忘れがひどいというのは、足がつったり痛んだりするより、ずっと始末が悪いのではないでしょうか。

今の日本人の食生活では、おかずがふんだんに食べられるから、白米食でもビタミンB_1の不足は起きない、という考え方が広まっています。ところが、夏の暑い日にスポーツをやった高校生に、エンセファロパチアが発見されたことが、新聞に書いてありました。

木々高太郎というペンネームで探偵小説を書いていた慶応大学の先生は、日本人のもの忘れがひどいのは、白米を食べていることで慢性的なエンセファロパチアにかかっているためだと言っていました。これがまったくの見当外れだとは、私は思いません。

こういうわけで、玄米にデメリットがあり、白米にもデメリットがあるとすると、どちらがベターかという問題が起きます。しかし、答は簡単です。玄米はそれが含んでいる物質に問題があるのだし、白米は栄養素の不足に問題があるのだから、白米を食べて、ほかの副食物でその不足を補えばよいということになります。

ところで、玄米を栄養的に特色付けるものとして、さっき胚芽を取り上げましたが、これについて、もう少し書きたいことがあります。

胚芽とは芽になるもとという意味ですが、ここには、根になるもともあります。ほどよい水と温度とがあれば、イネの種は芽を出します。茎を伸ばし、葉を広げ、根を出します。このためには、エネルギーがたくさんいります。

この場合のエネルギー源は、私たちの食べる部分、つまり胚乳です。胚乳に火をつければ、燃えて熱を出しますが、体内では、火をつけずにエネルギー発生を行います。このためにはビタミンB_1がいるので、それが胚芽に蓄えられているのです。

このとき、火をつけなくても、やはり酸素がいります。ところが、その酸素の分子から1個の電子が失われる、という事件が起きる場合があります。電子を奪われた酸素分子は、穴うめのためにどこからか1個の電子を取ってこなければなりません。この酸素分子は、いわば「電子どろぼう」になってしまうのです。こういう酸素のことを、「活性酸素」といいます。

イネでも何でも、植物の種が発芽するときには、かならず活性酸素という電子どろぼうが出てきます。これを取りおさえないと、どろぼうは盗みを働くでしょう。電子どろぼうを取りおさえる物質を「活性酸素除去物質」といいます。これではあんまりごつい名前なので、ここでは英語の「スカベンジャー」を使うことにしましょう。

発芽の問題をこうやって考えてみると、イネの種の中にスカベンジャーがないと困ることが分かります。そして実際に、胚芽にはいろいろなスカベンジャーが入っているのです。皆さんご存じのビタミンEがそうですし、SODもそうです。SODというのは「活性酸素除去酵素」のことです。スカベンジャーは、この二つだけではありませんが、ややこしくなるので、今はこれだけにしておきます。

ついでに、フィチン酸のことを付け加えておきましょう。

これは、麦の皮にもあります。

フィチン酸が、鉄やカルシウムと結合して、水に溶けない中性の塩になり、鉄やカルシウムが腸壁から吸収されなくなることは、すでに書きました。ところが、水銀とか鉛とかもアルカリ性ですから、フィチン酸につかまってしまいます。だから、このような重金属が食品に含まれているとき、そこにフィチン酸があれば、その中毒が防げると考えられています。そしてフィチン酸もスカベンジャーの仲間です。

イネのような高等な植物は、子孫を残すために種（種子）を作ります。前に書いたように、種の一番大切な部分は胚芽で、ここに、植物体のもとや、その発芽の手助けをするビタミンや、スカベンジャーがあるわけです。ところが、白米にすると、その胚芽が、取れてしまいます。そこで、胚芽を残したのが、半搗米《はんつきまい》や胚芽米です。

私たちの食べる白米は、種の胚乳の部分ですから、これを利用するときには、胚芽から取れるはずのものを、おかずで補わなければだめだということです。そして、おかずで補えないときは、いわゆる栄養補助食品を摂らなくてはなりません。

なお、玄米からはぎ取った糠の大部分は、皮（種皮）です。そのものの化学名は「セルロース」で、「多糖体」の仲間です。セルロースは、それを分解する消化酵素が人間の身体にはないので、消化吸収ができません。ということは、それが栄養にならないということです。

セルロースは、ダイエットファイバーといわれるものの化学名でもあります。この物質は、腸内細菌の栄養になります。それで、便秘を防ぐなどの効果を表すのです。

＊1　全身性エリテマトーデス（ＳＬＥ）　細胞の核成分に対する抗体を中心とした自己抗体（自分の体の成分と反応する抗体）が作られてしまうために、全身の諸臓器が侵されてしまう病気。

2　脂肪のはなし

自然食に興味をもつ人たちは、妙に植物の肩をもちたがります。動物は、すべて植物に頼って生きているのだから、それは当たり前かもしれません。しかし、私たち人間は動物だから、動物性の食品を摂るのがてっとりばやい、という考え方があってよいのではないでしょうか。そして実際に、脂肪についていては、まさにそうだといえるのです。

動物性にせよ植物性にせよ、脂肪はどれも中性です。つまりそれは、「中性脂肪」の形をとっています。

ところで、酸とアルカリから中性の塩ができるというのは、無機化学の場合です。有機化学では、アルコールがアルカリの役目を果たします。だから、酸とアルコールとが結合して中性の化合物を作るのです。これを、塩といわずに「エステル」といいます。脂肪は塩ではなく、エステルなのです。

脂肪は、脂肪酸をアルコールで中和してできたエステルです。そして、そのアルコールは「グリセロール」と決まっています。これは、別名をグリセリンといいます。脂肪は、脂肪酸のグリセロールエステルだ、などといってよいのです。このエステルは、グリセロールの1分子に脂肪酸の3分子が結合した形の分子になっています。

さて、アルコールの方がグリセロール一つに決まっているとすると、動物性脂肪と植物性脂肪との違いは、脂肪酸の違いによると考えなければならなくなるでしょう。

脂肪1分子には3分子の脂肪酸があるわけですから、まず、これらの脂肪酸の組み合わせを考えてみましょう。

脂肪酸には、「飽和脂肪酸」と「不飽和脂肪酸」があります。そこで、もし三つの脂肪酸がすべて飽和脂肪酸なら、この脂肪は「飽和脂肪」といい、一つでも不飽和脂肪酸があれば「不飽和脂肪」ということになります。

ところで、飽和脂肪酸とは何のことでしょうか。それは、どうして飽和するのでしょうか。脂肪酸は、炭素と水素との化合物です。その分子は、鎖みたいに長いのです。このような形の分子を、「鎖状分子」といいます。鎖の中心に炭素があって、そこから両側に出た枝に水素がくっついています。水素のあるべき位置に、残らず水素がうまっていれば飽和脂肪酸であり、空席があれば不飽和脂肪酸です。

22ページの図のように、不飽和の位置では、炭素原子が二本棒でつながっています。これが、「二重結合」です。二重結合が一つのものを「一価不飽和脂肪酸」といい、二つのものを「二価不飽和脂肪酸」といいます。二重結合の数が二つのもの、三つのもの、四つのものなどをまとめて「多価不飽和脂肪酸」といいます。

鎖状分子は、二重結合のところが曲がりやすいのです。それで、二重結合の数が多いほどぐにゃぐにゃになり、液状になろうとします。

バターは、二重結合の少ない脂肪酸からできているために固形になり、サラダオイルは、二重結合の多い脂肪酸からできているために液状になるのです。

すると、バターやヘットやラードなどが固形であるところから、動物性脂肪には飽和脂肪酸が多く、大豆油やベニバナ油などが液状であるところから、植物性脂肪には不飽和脂肪酸が多いようにみえてきます。

脂肪酸の構造

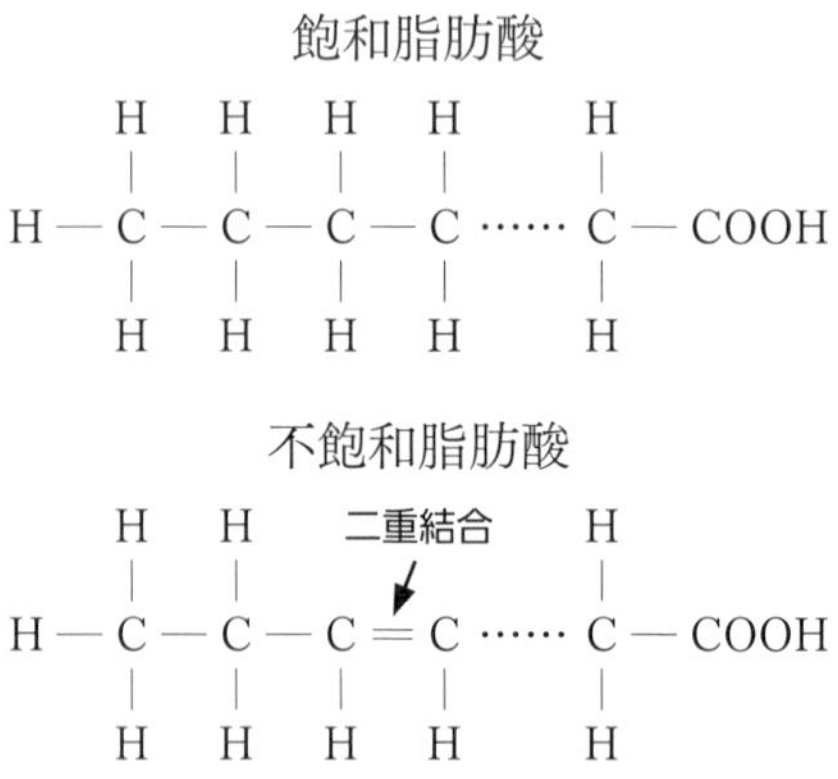

注　H は水素原子、C は炭素原子

ところが、植物性でもヤシ油などは固形ですから、いちがいにこのような考え方をしてはまずいことになります。

それでは、具体的な数字を挙げてみましょう。

飽和脂肪酸の比率を見ると、動物性脂肪では、バターが62パーセント、ヘット（牛脂）が41パーセント、ラードが40パーセント、鶏卵が27パーセント、サケが16パーセント、サバが16パーセントです。また、植物性脂肪では、ヤシ油が84パーセント、大豆油が14パーセントという具合です。

どうやら、飽和・不飽和の問題では、動物性脂肪と植物性脂肪との違いを議論しても始まらないようです。

こんな発展性のない論議にこだわるのをやめるためには、脂肪酸自体に目をつけなければなりません。

そこで、普通の脂肪に含まれている脂肪酸を並べてみました。

次の表で、①とあるのは一価不飽和脂肪酸、つまり二重結合1個の脂肪酸の意味、②とあるのは二価不飽和脂肪酸の意味、以下③から⑥は、同様に二重結合の数を表し、◎とあるのは飽和脂肪酸の意味とします。

脂肪酸の表

①パルミトレイン酸…………バター・植物油・魚油

①オレイン酸……………一般動植物油
①バクセン酸…………バター・ラード
①セトレイン酸………サバ油
①エルカ酸……………ナタネ油
②リノール酸…………植物油
③アルファリノレン酸……シソ油・大豆油
③ガンマリノレン酸……月見草油
③ジホモガンマリノレン酸…バター
④アラキドン酸………卵黄
⑤エイコサペンタエン酸……魚油
⑥ドコサヘキサエン酸……魚油
◎酪酸……………………バター
◎カプロン酸…………バター・ヤシ油・パーム油
◎カプリル酸…………バター・ヤシ油
◎ラウリン酸…………バター・ヤシ油
◎パルミチン酸………一般動植物油
◎ステアリン酸………一般動植物油

◎ミリスチン酸……………一般動植物油
◎アラキジン酸…………ピーナッツ油・魚油

これをよく見ると、動物と植物とにまたがった脂肪酸が多いことに気がつきます。そして、動物性脂肪と植物性脂肪の差別にこだわることのばからしさにも気がつきます。

ここで、一つの脂肪分子に三つの脂肪酸が含まれていることを、思い出してください。その三つの組み合わせを考えると、脂肪の種類はとてもたくさんになるのです。

では、脂肪の役割について考えてみましょう。常識では、脂肪をエネルギー源とします。脂肪の1グラムは、9キロカロリーもの熱を出すのですから、エネルギー源として大きな値うちをもっています。筋肉の場合、そのエネルギーの3分の2は脂肪酸から、3分の1はブドウ糖から摂っているのです。

スポーツ選手が、よくステーキを食べることをご存じでしょうか。それは、エネルギー源として脂肪が第一のものであること、脂肪酸がエネルギー化するとき飽和脂肪酸が不飽和脂肪酸より優先的に利用されること、の二つの意味があるからです。ヘット、つまり牛脂質は常温で固形ですが、これは、飽和脂肪酸が多い証拠と考えてよいのです。むろん、牛肉のタンパク質も、スポーツには欠かせない栄養素です。

ところで、最近「プロスタグランディン」という「局所ホルモン」が発見されてから、脂肪酸が新たな脚光を浴びることになりました。いまや、プロスタグランディンを抜きにして脂肪酸を語るのは、時代遅れだといってよいのです。

それでは、すべての脂肪酸がプロスタグランディンに関係があるかというと、そうではありません。脂肪酸の種類によって、エネルギー専門のものと、エネルギーとプロスタグランディンとにふたまたをかけたものとがあるのです。

プロスタグランディンには、1・2・3と、三つの系統があり、それぞれうしろに数字を付けて「プロスタグランディン1」のように書きます。そして、1系統はガンマリノレン酸から作られ、2系統はアラキドン酸から作られ、3系統はエイコサペンタエン酸から作られます。そこで、この三つの脂肪酸を「不可欠脂肪酸」と呼ぶことにしましょう。ガンマリノレン酸とアラキドン酸とエイコサペンタエン酸の三つを、23～25ページの表で探して、その言葉を覚えてください。

皆さんは、ここでリノール酸を思い出したのではないでしょうか。リノール酸のことを、必須脂肪酸とか不可欠脂肪酸とかいった時代が、かつてはあったからです。実のところ、それを間違いとは言い切れませんが、ただし書きがなくては困るのです。ただし書きとは、こういうことです。

理論上からいうと、ガンマリノレン酸とアラキドン酸の二つは、体内でリノール酸から作られてよい、ということがあります。それならば、ガンマリノレン酸やアラキドン酸を摂らなくても、リノール酸を摂ればよいということになるでしょう。そして、不可欠な脂肪酸はリノール酸であって、ガンマリノレン酸やアラキドン酸について騒ぐことはない、ということになるではありませんか。

ところが、実際には、リノール酸からガンマリノレン酸が作られる反応には、障害が多いのです。

ここで、ガンマリノレン酸について、もう少しつっこんでおきたいと思います。まず、ガンマリノレン酸は、実はジホモガンマリノレン酸の前駆体であって、プロスタグランディン1は、ガンマリノレン酸からではなく、ジホモガンマリノレン酸から作られるということです。さらにまた、アラキドン酸は、ガンマリノレン酸から作られるのです。28ページの図を見て、このことをしっかり頭に入れていただくとよいでしょう。

この図で気になるのは、はさみがあることではありませんか。これは、リノール酸からガンマリノレン酸へ行く反応を阻害するはさみです。このはさみには、「トランス型脂肪酸」という名前がついています。トランス型脂肪酸があると、リノール酸はガンマリノレン酸に変わることができなくなるのです。

では、トランス型脂肪酸は、23~25ページの脂肪酸の表の中にあるかというと、それはちゃんとあります。セトレイン酸とエルカ酸の二つです。それ以外の脂肪酸は、どれも「シス型脂肪酸」なのです。

シス型・トランス型というのは、脂肪酸の鎖の形の違いからの区別です。シス型が直線的

リノール酸とプロスタグランディン

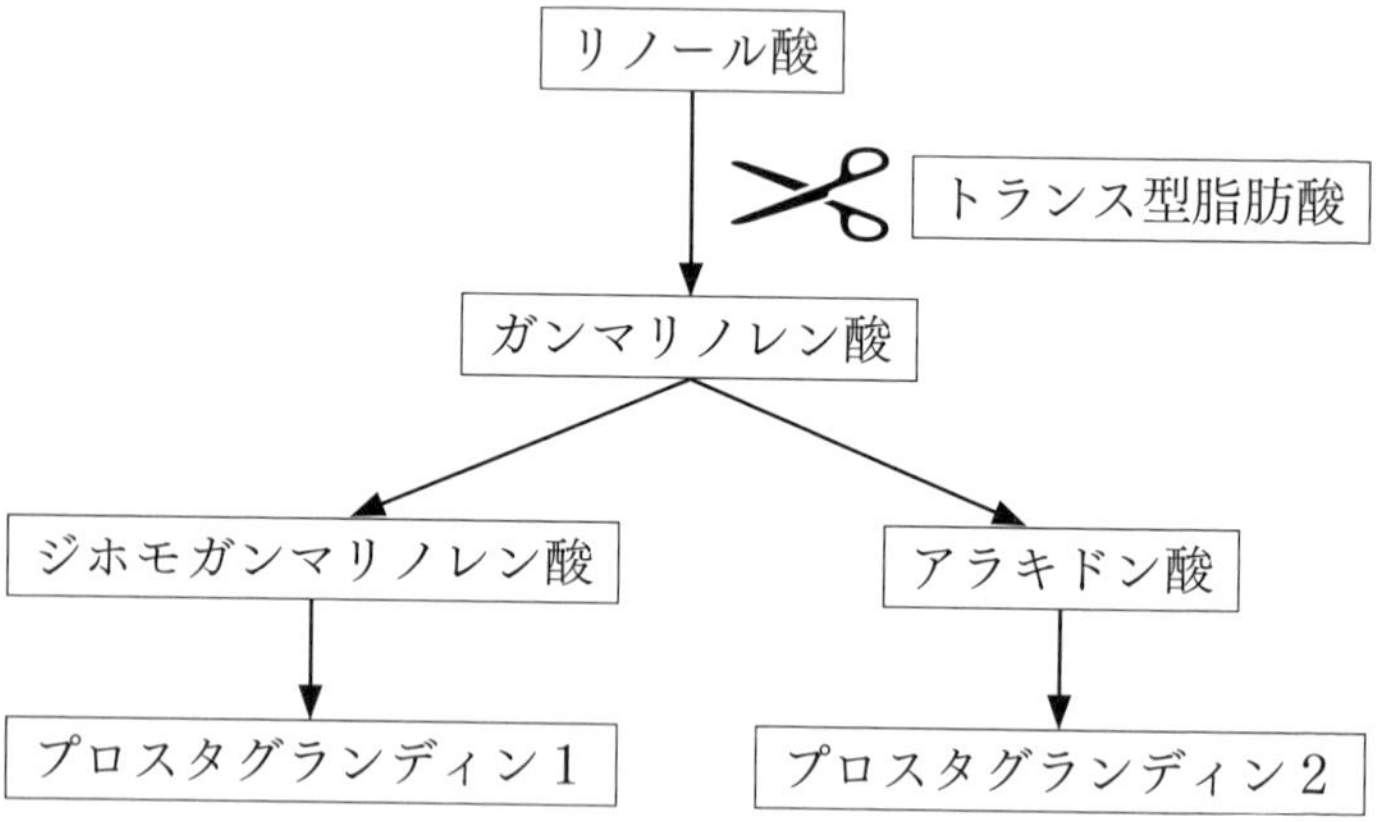

であるのに対して、トランス型は段違いになっているのです。トランス型脂肪酸に属するものとしては、人工のマーガリンとショートニングがあります。これは、原料がシス型でも、加工の過程でトランス型になってしまうのです。

マーガリンやショートニングをなぜ作るかというと、それは、天然の固形脂肪が少ないためです。魚油をみても、植物油をみても、多くは液状でしょう。これでは、パンに塗るのにも、お菓子やパンを焼くのにも、都合が悪いのです。

液状の油を固形のものにしたければ、不飽和脂肪酸の二重結合の数を減らせばよいわけです。それには、水素を結合させる必要がありますが、これは化学的に可能なのです。

この水素添加法を利用すれば、二重結合を五つも六つももっているような脂肪酸でも、バターに近いものなどに変わります。これを、マーガリンやショートニングとして、利用することができるわけです。ちなみに、硬化油と呼ばれるものは、水素を添加した脂肪を意味します。

22ページの脂肪酸の図を見ると、その分子は、直線状の鎖のようです。しかし、脂肪酸の中には、この途中に段差のあるものがないではありません。つまり、トランス型です。不飽和脂肪酸に水素を添加すると、かならずトランス型がまじってきます。天然の脂肪酸の多くは、分子の形に段差がありません。つまり、シス型です。しかし、天然の脂肪酸にも、トランス型のものがないわけではありません。

実は、プロスタグランディンの材料となる脂肪酸は、シス型のものに限ります。そして、トランス型の脂肪酸が、プロスタグランディンを作る代謝を阻害することも、見逃してはなりません。

さらに、リノール酸からガンマリノレン酸への代謝を阻害するものは、トランス型脂肪酸のほかにも、飽和脂肪酸などがあります。ですから、リノール酸からガンマリノレン酸への化学反応を期待するのは、難しいことになるのです。それで、いっそのことガンマリノレン酸とアラキドン酸を食物から摂ろう、というのが私の考え方です。だから、この二つを不可欠脂肪酸の仲間にしたのです。

あんなにもてはやされたリノール酸に、見切りをつけなければならなくなったことは、いかにも見識のないことといわれそうですが、何年か前までは、このことを誰も知らなかったのですから、仕方がありません。科学の進歩というものは、このような事態を引き起こすのです。

リノール酸がどうでもよいならば、マーガリンやショートニングを摂っても何も問題はないと考えてよさそうですが、これも、簡単にいかないことが分かってきました。そこには、一つの疫学調査があるのです。

数年前、旧西ドイツに「クローン病」という難病の患者が急に増えました。それが始まった時期を調べてみたところ、マーガリンの使用開始の時期と一致することが分かりました。

この病理はまだ分かりませんが、マーガリンに問題があることは分かります。マーガリンのデメリットは、リノール酸の代謝阻害だけではない、ということになりました。

クローン病とは、消化管全体にわたる潰瘍を特色とする病気です。潰瘍は、口腔から肛門まで広がるといいます。ただ、ドイツ人は、バターやマーガリンを、日本人とは比べものにならないほどたっぷりとパンに塗ります。これを考えると、日本人がマーガリンによってクローン病になる確率は、ドイツ人より小さいとみてよいでしょう。しかし、少なければ害がない、ということはあり得ないと思います。

ここまで書いたことを参考にしていえることは、ジホモガンマリノレン酸やアラキドン酸を日常的に摂ることと、マーガリンやショートニングは敬遠することが賢明だということです。

不可欠脂肪酸が三つと決まれば、プロスタグランディンのためにどんな脂肪を摂るべきか、答が出たことになります。プロスタグランディンを視野においたとき、私たちは、ジホモガンマリノレン酸のために牛乳やバター、アラキドン酸のために肉・鶏卵、エイコサペンタエン酸のために魚油を摂ることが必要だということになります。エイコサペンタエン酸の多い魚は、サンマ・イワシ・サケなどの魚です。

ところで、ガンマリノレン酸とジホモガンマリノレン酸との違いは、炭素原子の数だけです。22ページの脂肪酸の図で、炭素原子はCになっていますが、ガンマリノレン酸ではこれが18、ジホモガンマリノレン酸ではこれが20になっています。私たちの身体では、ガンマリノレン酸に二つの炭素原子を付けて、ジホモガンマリノレン酸に変えることができるのです。

ジホモガンマリノレン酸・アラキドン酸・エイコサペンタエン酸と、三つある不可欠脂肪酸は、どれも炭素原子20の脂肪酸です。エイコサは、20の意味です。プロスタグランディンは、どれも炭素原子20をもっています。

33ページの図を見てください。これを見て、どんなことをお考えでしょうか。

まず第一に分かることは、ガンマリノレン酸からジホモガンマリノレン酸ができるということですが、これは別に新しい話ではありません。このとき炭素原子が二つ加わって、それだけ鎖が延びるわけです。

ガンマリノレン酸は、一方ではジホモガンマリノレン酸となり、一方ではアラキドン酸になります。ここでの問題は、アラキドン酸を食物から摂らなかったらどうなるか、ということです。

このときはプロスタグランディン2が、十分に作られなくなるでしょう。これは、栄養上の問題です。また、ビタミンCやニコチン酸が不足しても、プロスタグランディン2は、十分に作られなくなるでしょう。これも、栄養上の問題です。

このような脂肪酸が、身体に入ってからどこにおさまるかといえば、それは、生体膜や脂肪組織です。生体膜とは、「細胞膜」などの膜です。

ガンマリノレン酸とプロスタグランディン

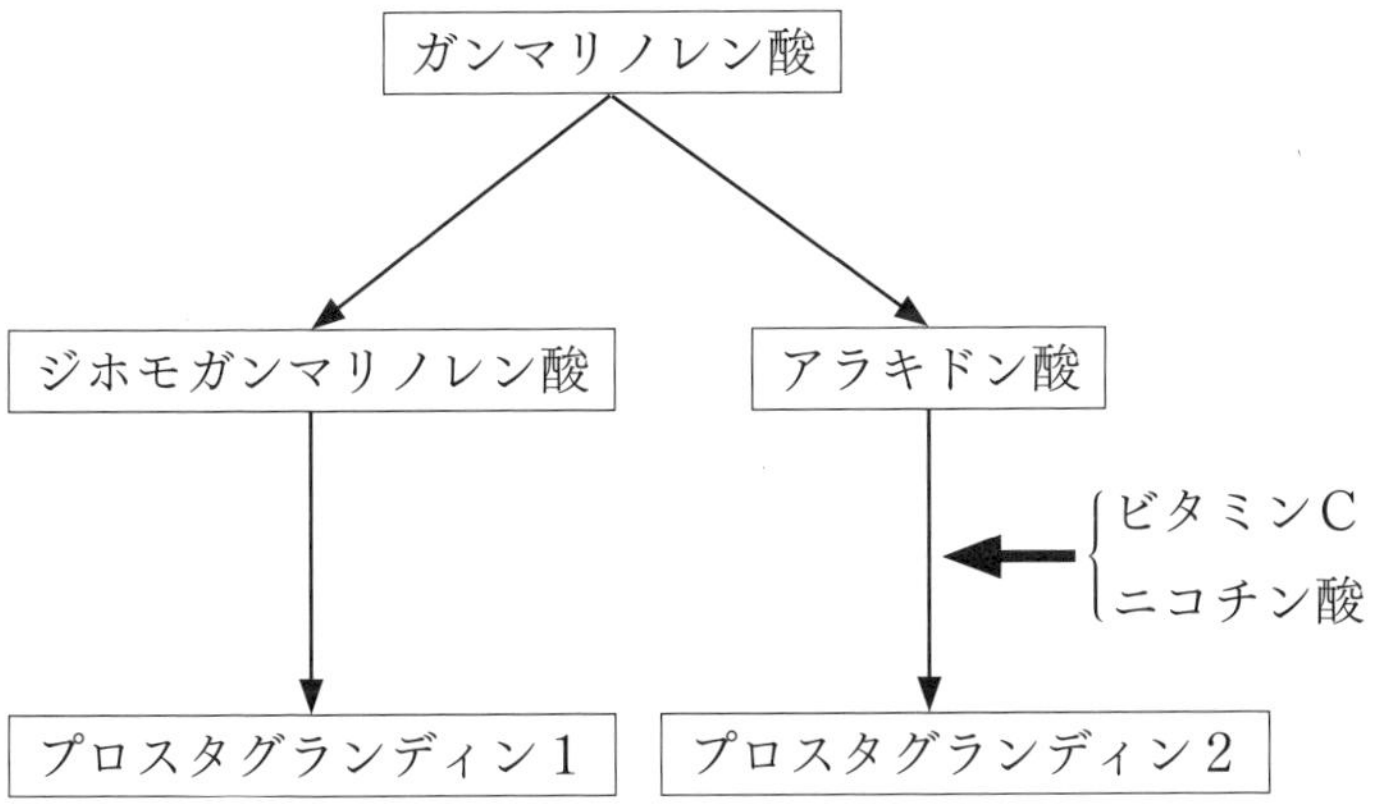

脂肪組織の脂肪は、いわゆる中性脂肪ですが、生体膜の脂肪は、「リン脂質」というものです。そして、リン脂質は、本当は脂肪ではありません。中性脂肪では、グリセロールに3分子の脂肪酸が付いていますが、リン脂質では、そのうちの一つが、脂肪酸の代わりにリン酸1分子と、別の物質の1分子とを付けています。

別の物質とは、コリン・イノシトール・エタノールアミンなどです。その中でも、コリンを付けたものが圧倒的に多く、その名を「コリンリン脂質」といいます。もっともこれは私の命名です。コリンリン脂質は、別名を「レシチン」といいます。

コリンも、イノシトールも、ビタミンの仲間です。イノシトールリン脂質は、大豆に多く含まれています。エタノールアミンリン脂質は、卵黄に含まれています。ぞくにレシチンとは、コリンリン脂質だけではなく、イノシトールリン脂質・エタノールアミンリン脂質などをあわせた、総称のようになっています。

レシチンには、筋肉の微細構造を守る働きや、中性脂肪を乳化して流す働きなどがあります。また、コリンには、運動神経や知覚神経の伝達物質の材料となる役目があります。その意味で、レシチンは、栄養物質として欠かすことのできないものになっています。

なお、リン脂質はほかにもいろいろあって、グリセロールと違う物質を含むものもあります。

さて、プロスタグランディンを作るとき、その材料になる不可欠脂肪酸は、生体膜から切り出されます。すると、その後にありあわせの不飽和脂肪酸が取り込まれて、新しいリン脂質が作られます。後がまには、何がくるか分からないのです。食事から不可欠脂肪酸が十分に摂れていれば、それが、後がまに座るので、プロスタグランディンを作る必要が起きたときに都合がよいことになります。

リン脂質から、不可欠脂肪酸を切り出す酵素を、「フォスフォリパーゼ」といいます。この酵素の働きを阻害して、不可欠脂肪酸の遊離をくいとめる薬が、有名な「ステロイド剤」です。炎症とか喘息発作などがステロイド剤でおさえられるのは、アラキドン酸の遊離が阻害されて、プロスタグランディン2が作られないためなのです。

ところで、36ページの図は、細胞膜からアラキドン酸が切り出され、それが、プロスタグランディン2や、ロイコトリエンの仲間に変わるところを示したものです。これで、喘息というありふれた病気について、考える手がかりをつかんでみたいのです。

喘息の発作が起きたとき、よくステロイド剤を使うでしょう。また、アスピリンはよくない、というでしょう。そのわけが、この図で分かると思います。

まず、細胞膜が何らかの異変を感じると、そこからアラキドン酸が切り出されます。異変の中身は図に書いてありますが、喘息の場合は、例えば冷気です。喘息は、気管支筋が収縮して呼吸が苦しくなる病気ですが、その収縮を起こさせるのがロイコトリエンなのです。

図のように、ステロイドがあるとアラキドン酸ができません。だから、ロイコトリエンが

プロスタグランディン生成阻害の例

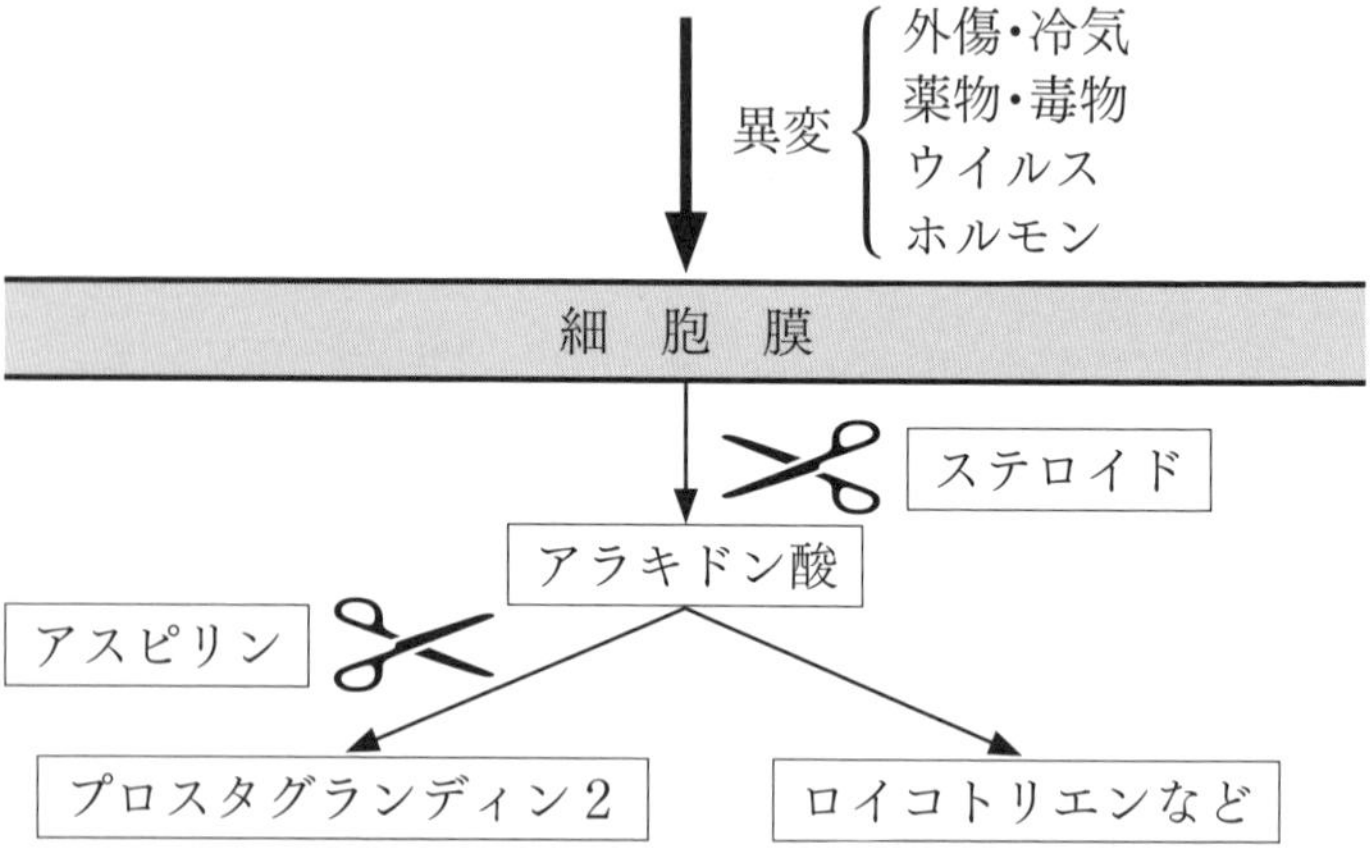

できないわけです。逆に、アスピリンがあるとプロスタグランディン2ができないものだから、アラキドン酸は、ロイコトリエンを作る方だけに流れるでしょう。だから、喘息の発作が起きやすくなるのです。

こんなことなら、喘息もちの人は、いっそアラキドン酸を一切摂らないことにしたらどうか、という考え方もあるかもしれません。しかし、それはいけません。なぜなら、アラキドン酸から出発するプロスタグランディン2を根こそぎなくしたら、全身的に大きなダメージを受けることになるからです。

それなら、ステロイド剤のごやっかいになる覚悟を決めればよいかというと、そうでもありません。ステロイド剤というのは、副腎皮質ホルモンの代用物です。副腎皮質ホルモンは、もともとは身体が作るものなのに、その量が足りないために、ステロイド剤を使わなければならなくなったのです。だから、冷たい空気が気道に入ったとき、そのストレスに対抗して、ただちに副腎皮質ホルモンが出てくれれば、それでよいわけです。副腎皮質ホルモンは、ストレスに対抗する、「抗ストレスホルモン」なのです。

ここまで論理的に考えると、結局必要なことは、フィードバックがスムーズにいく身体を作ること、打てばひびく身体を作ること、という結論が出てきます。そこで、フィードバックビタミン・フィードバックミネラル、そして高タンパク食、という答になるのです。これについては、本シリーズ①『分子栄養学のすすめ』（98ページ以下）に詳しく書きました。

また、プロスタグランディンについての詳しいことは、本シリーズ⑤『成人病は予防できる』(11　局所ホルモンのはなし)にありますので、それをご覧ください。

ここまでの話だと、脂肪のことが脂肪酸のことになり、その中の不可欠脂肪酸ばかりがクローズアップされて、おなじみのベニバナ油・オリーブ油・ゴマ油などは、どこかへいってしまったかのようです。

でも、はじめにも書いたことですが、どんな脂肪も、したがってどんな脂肪酸も、エネルギー源としては平等です。

22ページの脂肪酸の分子構造の図に見る通り、脂肪酸は、炭素と水素と酸素の化合物です。だからこれが燃えると、水と二酸化炭素になります。大まかにみれば、炭素や水素の分子数が多いほど、1分子の脂肪酸から出るエネルギーが多いことになるわけです。

さて、プロスタグランディンは、寿命の短い細胞レベルのホルモンですが、これに的をしぼることによって、ガンマリノレン酸、実はジホモガンマリノレン酸と、アラキドン酸と、エイコサペンタエン酸とが、不可欠のものと分かってきました。そして、その給源のことをやかましく言いました。しかし、もしそれが私たちの体内で作られるものだとすれば、不可欠だといって騒ぐこともないわけでしょう。この問題は、大切であるはずです。

これについては、動物実験がいくつかあります。それを、紹介することにしましょう。

1929年に、バア夫妻(必須脂肪酸の発見者)は、脂肪を抜いたエサでネズミを飼ってみました。すると、成長が止まり、毛が抜け、しっぽがおかしくなったり、腎出血が起きたり、さまざまな病状が現れました。そこで彼らは、このネズミにステアリン酸を与えてみました。ところが、この飽和脂肪酸では、病状はよくなりませんでした。一価の不飽和脂肪酸であるオレイン酸もだめでした。綿実油に水素添加したものを与えたら、病状がかえってひどくなりました。

夫妻は、このネズミにリノール酸をやってみました。すると、病状がいくぶんよくなりました。ガンマリノレン酸をやっても、ほぼ同じ効き目がありました。リノール酸やガンマリノレン酸の代わりに、アラキドン酸を与えると、明らかな効き目が現れました。

この実験を通して、リノール酸・ガンマリノレン酸・アラキドン酸に、必須脂肪酸、またはビタミンFの名称が与えられました。この実験は、これらの脂肪酸が、ネズミの体内で作られないことを示しています。そしてこれは、人間の場合にも当てはまるのです。

私たちの身体は、いろいろな脂肪酸を作ります。しかし、作られない脂肪酸もあって、しかもその中に不可欠なものがある、という皮肉な現実をみせつけられたことになりました。

私たちの身体には、皮下とか血管の周りとか、ほうぼうに脂肪があります。これは、作られたり、こわれたり、入れ替わったり、たえず変化しています。

皮下脂肪は、保温のために役立つものですが、冬と夏とでは、不飽和脂肪酸の比率が違います。リノール酸についていえば、その比率は冬には高く、夏には低いのです。多価不飽和脂肪酸の比率が高ければ、皮膚が冷えてもこわばらないけれど、温度が高いとやわらかくなりすぎるのです。

夏にクーラーをきかせすぎると体調がおかしくなるのは、皮下脂肪の比率の設計に、身体がまごつくためもあるかと思います。

3　牛乳を飲みましょう

自然食とか、玄米食とか、菜食とか、食生活については、さまざまな主義主張があります。そういう人たちの中では、牛乳はいけない、と主張する声が聞かれます。

私は思うのですが、およそ主義主張というものは、その背景に、お互いに認めあうことのできる理論がなければいけないのではないでしょうか。牛乳がいけないというのなら、その理論的根拠を示さなければいけないと思うのです。

具体的にいえば、牛乳がいけない理由がもしその脂肪にあるのなら、前の項で述べたような知識をふまえた上で、そのわけを説明しなければならないのではないでしょうか。

ひらたくいえば、牛乳がいけないのはなぜか、という理由が、誰にでも分かるように説明できないと説得力はない、ということです。説得力のない話は、疑われても仕方がない、と観念しなければなりません。

もし、そこに牛乳がいけない理由がちゃんとあっても、そのデメリットよりメリットの方が大きければ、牛乳を飲みましょう、といってよいと思います。それと同時に、デメリットを取り除く方法を考えればよいのです。

私たちは、牛乳にジホモガンマリノレン酸という不可欠脂肪酸があることを知っています。

そして、その脂肪酸は、乳脂のほかにはガンマリノレン酸が月見草油にあるだけなのです。

ガンマリノレン酸についての研究は、近ごろ月見草油が騒がれ始めてから、イギリスで目覚ましくすすみました。ジュディ・グレアムという人の著した『イブニングプリムローズオイル』という本に、ガンマリノレン酸の効能が並べてありますので、それを紹介してみましょう。

　血管拡張作用・血圧降下作用・血小板凝集の抑制・サイクリックAMPの増産・コレステロール合成の抑制・関節炎などの炎症の抑制・T細胞の活性化・肝障害の予防・細胞の異常増殖の抑制

ガンマリノレン酸やジホモガンマリノレン酸そのものが、このような作用を表すわけではありません。それが1系統のプロスタグランディンになって、初めてこういう目覚ましい働きをするのです。ガンマリノレン酸そのものの働きといえば、ただのエネルギー源ということになるので、特別なありがたみはないといってよいのです。

念のために、ここに並べた効能のいくつかについて、簡単な解説をすることにしましょう。そして、ここに書いた効能が、牛乳のものでもあることを、しっかり頭に入れてください。

まず、血管拡張作用というのがあります。トロンボキサンA_2というのは、2系統のプロスタグランディンですが、これには、血管収縮作用があります。ジホモガンマリノレン酸からできた1系統のプロスタグランディンE_1が、これに拮抗《きっこう》するという意味です。

血小板凝集の場合も、これによく似ています。トロンボキサンA_2が凝集をうながし、プロスタグランディンE_1が凝集を抑制するという関係です。血小板凝集のいきすぎは、血栓や梗塞のもとになるので、これがプロスタグランディンE_1のメリットとされるのです。

サイクリックAMPは、ホルモンのセカンドメッセンジャーといわれるものです。例えば、ストレスがあると、脳下垂体がACTH（副腎皮質刺激ホルモン）を分泌します。するとACTHは、ファーストメッセンジャーとなって血流にのり、副腎皮質にたどりつきます。ACTHが副腎皮質細胞のレセプター（受容体）につくと、細胞膜の内側からサイクリックAMPが出てきて、そのメッセージを核まで運びます。そこで、DNAが活動を始めて、コルチゾールやコルチゾンなどのホルモンを作る、という仕組みになっているのです。

次は、関節炎を含む、炎症が抑制されるという話です。炎症は、2系統のプロスタグランディンE_2の仕事ですから、プロスタグランディンE_1が、これをおさえるという関係です。

T細胞というのは、胸腺由来リンパ球とも呼ばれるもので、免疫担当細胞です。これが活性化されることは、一般に好ましいことといえます。

細胞の異常増殖といえば、普通は「ガン細胞」などの腫瘍細胞の話です。だからこの作用は、ガンの進展をおさえることになります。

ここに解説したのは、プロスタグランディンE_1の作用です。だから、これらのすべては牛乳に期待できる、と考えてよいのです。それなのに、牛乳はいけないという人がいたら、頭がどうかしているとしかいいようがありません。牛乳も飲まず、月見草油を飲むでもなし、バターも食べないとすると、その人は1系統のプロスタグランディンを作ることができません。これがどんなに大きな犠牲であるかを、よく考えてください。

ところで、私たち日本人には、「乳糖消化酵素」の少ない人が多いとされています。牛乳が飲めないという人は、たいていそうです。牛乳には、乳糖が含まれているからです。

乳糖は、母乳にもあるのですから、赤ちゃんの時期には、誰でも乳糖消化酵素をもっているわけです。牛乳を飲む習慣があれば、成人してもそれがよく出てくるのでしょう。私の見たところでは、牛乳が飲めないという人でも、習慣を変えれば、結構飲めるようになるようです。

牛乳が飲めない人は、毎日少しずつ牛乳を飲むことにする一方、バターを摂るようにしましょう。月見草油も、カプセル入りのものが売られていますから、これを摂るのもよいでしょう。

とにかく、プロスタグランディンのことを見逃しては健康管理はできない、といってよいのです。

ついでに、月見草油の効能として知られているものを、ここに書いておきます。やはりイギリスの本で、『月見草油入門』というタイトルのものから引用しました。

ダイエットによらない減量、湿疹の改善、唾液や涙の分泌正常化、生理痛の改善、多発

性硬化症の改善、多動児の挙動や機能の改善、爪の改善

この中には、プロスタグランディンE_1によるものもあるでしょうが、さしあたりは、月見草油のガンマリノレン酸の効能ということです。これがジホモガンマリノレン酸に変わってからの効能であるとすれば、同じことが、牛乳やバターに期待されてよいわけですが、このへんのことは、私には分かりません。

さて、牛乳の栄養価値は、その脂肪にあるだけではありません。ビタミンAやビタミンB_2などもあります。

さらに牛乳のすぐれた点は、カルシウムの給源としての価値にもあります。牛乳のカルシウムは、特別吸収がよいという点に、大きな特長があります。牛乳が飲めない人は別として、飲める人は、毎日欠かさずに牛乳を飲むことです。それは、何よりもカルシウムのためです。

カルシウムは、血液の成分として、一定の濃度で存在しなければならないものです。それで、食事から補給されるカルシウムが不足すると、骨からカルシウムを取り出して、血中濃度が低くなるのを防ぐようなコントロールシステムがそなわっています。

その仕組みは、こうです。血中カルシウムイオン濃度が一定値より下がると、甲状腺のそばにある副甲状腺がこの情報をキャッチして、副甲状腺ホルモンを出します。このホルモンは、血流にのって骨へ行きます。そして、骨のカルシウムを遊離させて、血中カルシウムイオン濃度を上げるのです。

このとき、「カルシウムパラドックス」と呼ばれる、困った現象が起こります。それは、必要以上に大量のカルシウムを、骨から遊離させる現象です。すると、血中カルシウムイオン濃度が高くなりすぎるわけですから、それを処分する必要があるわけでしょう。その余剰カルシウムは、腎臓とか、動脈壁とか、腱とか、コラーゲンのあるところへいって沈着します。これが、いわゆる「石灰化」と呼ばれる現象です。

人間の身体はうまくできていて、骨からカルシウムが出て行くのをおさえるホルモンを用意しています。それは「女性ホルモン」と「カルシトニン」の二つです。このホルモンが働いてくれれば、副甲状腺ホルモンがやってきても、骨はおいそれとはカルシウムを手離しません。

女性は、更年期をすぎると、女性ホルモンの量がすごく減ってしまいます。それと並行するかのように、カルシトニンの量も減ります。女性にとっては、もう一つまずいことがあります。60歳をすぎると、カルシトニンがほとんどゼロになってしまうのです。

おばあさんがころんで骨折した、という話はめずらしくないでしょう。これは、女性ホルモンもカルシトニンも出ないものだから、血中カルシウムイオン濃度が下がって副甲状腺ホルモンが骨に働きかけたとき、それを押しとどめるものが何もないという、不利な条件があるからです。そのために、還暦をすぎた女性の骨は、カルシウムが抜けて、すかすかになっています。これを「骨粗鬆症」といいます。こういう骨は、少し大きな力がかかると、折れてしまうのです。

なお、カルシトニンの分泌は、男性の場合には、歳をとってもそれほど減りませんから、骨粗鬆症は起きにくいのです。

カルシトニンというホルモンは、甲状腺の中のC細胞から分泌される、カルシウム調節ホルモンです。血中カルシウムイオン濃度の調節が、甲状腺と副甲状腺とによって行われているのは、おもしろいことのような気がしてなりません。

では、骨粗鬆症にならないようにするには、どうしたらよいのでしょうか。

まず第一に、血中カルシウムイオン濃度が下がらないようにすることです。そうすれば、副甲状腺は遊んでいるので、骨のカルシウムは出て行きません。カルシウムパラドックスも、起こりません。だから、毎日欠かさず牛乳を飲みましょう、ということです。どうしても牛乳が嫌なら、ほかのカルシウムでも結構です。

ほかのカルシウムというものの中には、小魚の骨もあります。カルシウム剤もあります。ところが、カルシウム剤の中には、特に骨へ行くものと、そうでないものとがあります。前者の方が好ましいことは、いうまでもないでしょう。

前に、玄米のデメリットとして、フィチン酸を挙げました。この酸は、カルシウムで中和すれば悪さをしませんから、牛乳をたっぷり飲めば、余剰のカルシウムができて、それが腸から吸収されることになるでしょう。

つけたしの話になりますが、牛乳のジホモガンマリノレン酸の含有量は、人乳のほぼ2分の1です。そして、その点で人乳に近いのはヤギ乳です。ヤギ乳は、牛乳よりすぐれているのです。

牛乳といえば、豆乳を頭に思い浮かべる人も、少なくないでしょう。白く濁ったところは、豆乳も牛乳もよく似ていますが、中身はとても違います。その違いを四つ挙げなさいと言われたら、あなたはどう答えますか。

第1は、色です。牛乳も豆乳も白いものだといっても、牛乳の方は、少し黄ばんで見えるでしょう。これは、黄色いビタミンと呼ばれるビタミンB_2の色です。牛乳は、豆乳と違って、ビタミンB_2をたっぷり含んでいるのです。

第2の違いは、脂肪酸ということになるでしょう。これは、外見から分かることではありません。すでにお分かりのように、牛乳には、ジホモガンマリノレン酸という不可欠脂肪酸が含まれていますが、豆乳には、三つの不可欠脂肪酸のうちの、一つだって含まれていません。

あとの二つは、次の項に説明をゆずらなければなりませんが、重要な問題をはらんでいます。

第3の違いは、タンパク質の質としての違いです。大豆タンパクと乳タンパクが違うのは当たり前とはいえ、その質において、大豆タンパクの方がだいぶ落ちるのです。100点満点でいうと、牛乳が74点、大豆が55点という大きな違いがあるのです。

第4の違いは、豆乳には、タンパク分解阻害物質があるということです。これは、タンパク質の消化の妨げになります。あっさりいってしまえば、豆乳は消化不良のもとだということになります。

この物質は、加熱によって少しは減りますから、煮立ててから飲む方がよいことになるでしょう。

この第4の違いは、牛乳に軍配を上げる大きな理由になります。このように、豆乳は、牛乳にはかなわないのです。

〈解説〉

世の豆乳ファンのために、ここで一つのポイントを差し上げることにしましょう。豆乳にあって、牛乳にはないもの。それはイソフラボンです。イソフラボンは、豆科の植物だけがもっている、フラボイドの仲間です。フラボノイドについては、本シリーズ①『分子栄養学のすすめ』（184ページ以下）に書かれていますが、植物が作っている生理活性物質で、その多くがスカベンジャーとして認められています。

豆乳のイソフラボンは、すなわち大豆のイソフラボンです。ですから、豆乳の専売特許というわけではありません。豆腐、ゆば、油揚げ、煮豆、きなこ、納豆、みそ、という具合に、和食ではおなじみの伝統食品に含まれています。大豆のイソフラボンにも、スカベンジャーとしての資格はありますが、このものへの評価は、別のところから生まれました。

〝ヒトは血管とともに老いる〟という言葉が流行した時期がありましたが、それは年齢を重ねるにつれて、動脈硬化が進行するという意味でした。動脈硬化のすすみ具合を調べていくうちに、男性と女性とでは様子が違っていることが分かってきました。動脈硬化がすすむと、心筋梗塞が起こりやすくなりますが、更年期前の女性では、同年代の男性よりも、心筋梗塞で亡くなる人の率は40パーセントほど低いのです。

ところが、更年期をすぎるとその差はみられなくなりました。更年期の前と後では、女性ホルモンの分泌量が急激に変化します。更年期後に、血圧や血中コレステロール値が高くなったり、骨がもろくなったりする傾向が生じてきます。それもこれも女性ホルモンの減少が原因と分かりました。しかし、その傾向は、日本を含むアジアの女性ではきわだっていませんでした。世界の食生活を調査した結果、注目されたのが大豆食品だったのです。

20年ほどかけたイソフラボン研究から、それは女性ホルモンの代役として働いており、血管を守って、脳出血や脳梗塞や心筋梗塞、骨粗鬆症のリスクを軽減するばかりか、ガンの予防にも役立っているという話になりました。ガンの中では、頻度の高い男性の前立腺ガン、女性の乳ガンの死亡率は、イソフラボンの摂取量が多いほど低くなるという関係が示されました。

ただし、ホルモンの代役が活躍することには、心配がないわけではありません。そもそもホルモンとは、厳重な管理体制のもとに作られて、ごく微量で作用するもの、というのが常識でしょう。

これに対しては、イソフラボンの効用を説く家森幸男氏（京都大学大学院教授）の言葉を、その著書『大豆イソフラボン』（幸書房）から引用することにしましょう。

「男女とも、総ガン死亡率が、尿中イソフラボン量と逆相関する。これはイソフラボンの弱い女性ホルモン様作用が前立腺ガンを抑制し、かつその作用が弱いためにエストロゲン（女性ホルモン）受容体遮断剤として働くことが、乳ガン予防のみならず、エストロゲン受容体を介する、内分泌かく乱因子による発ガン作用も抑制することになると考えられる。その上、イソフラボンは、ガンを養い転移をうながす血管新生を抑制するので、全ガン死亡率とも逆相関するのであろう」

家森教授といえば「カスピ海ヨーグルト」を、日本に伝えた人として思い出されるかもしれません。もちろん、乳製品の価値を十分に知っている人といえるでしょう。

日常の食卓に、前記の大豆食品が並ぶことが少ない人には、粉末状の大豆タンパクをベースに作られた「配合タンパク食品」が、イソフラボンの供給源になるでしょう。

4　タンパク質のはなし

タンパク質・脂質・糖質の三つを、「三大栄養素」と呼ぶことをご存じでしょうか。脂質とは、脂肪の仲間、つまり、脂肪・リン脂質・糖脂質・コレステロールなどのことです。糖質とは、砂糖の仲間、つまり、ブドウ糖・果糖・乳糖・多糖体などのことです。デンプンやコンドロイチン硫酸は、多糖体に属します。

脂質と糖質とは、炭素（C）と水素（H）と酸素（O）の、三つの元素からできています。だから、それをCHO（チョー）という名で覚えることにしましょう。

タンパク質を作る元素は、炭素・水素・酸素のほかに、窒素（N）を加えた四つです。それで、これをCHON（チョン）という名で覚えることにしましょう。正確に言えば、硫黄（S）が少しあるので、CHONS（チョンス）の方がよいことになります。

脂質や糖質に種類が多いといっても、タンパク質にはかないません。タンパク質の種類は、数百万にのぼるでしょう。

自然界には、鎖のような分子、つまり鎖状分子をもつものがいっぱいあります。脂肪酸がそうでした。多糖体もそうです。そして、タンパク質がそうです。

タンパク質の鎖状分子は、「アミノ酸」がつながってできた鎖です。アミノ酸という名の酸はいくつもありますが、そのうちの20種だけが、タンパク質を作ります。タンパク質の種類の違いは、アミノ酸の配列や数の違いからくるのです。

約束ごとですが、タンパク質と呼ばれるのは、アミノ酸の数が100以上のものに限ります。そして、だいたいアミノ酸数が、2～10のものをオリゴペプチド、5～100のものをポリペプチドということになっています。「オリゴ」は少数の意味、「ポリ」は多数の意味です。また、「ペプチド」とは、ペプチド結合をしたものという意味です。アミノ酸の鎖は、アミノ酸同士が手をつないだ形になっていますが、そのつながり方が、ペプチド結合と呼ばれる形式をとっているのです。

アミノ酸という言葉が、これまでに何度も出てきましたが、具体的な名前はまだでした。そこで、タンパク質を作る20種のものの名前を、ここに並べることにします。中には、ご存じのものがあるかと思います。

アラニン・**アルギニン**・アスパラギン・アスパラギン酸・システイン・グルタミン・グルタミン酸・グリシン・**ヒスチジン**・**イソロイシン**・**ロイシン**・**リジン**・**メチオニン**・**フェニールアラニン**・プロリン・セリン・**トレオニン**・**トリプトファン**・チロシン・**バリン**

この中で、太字のものは「不可欠アミノ酸」で、これが10種あります。不可欠アミノ酸は、「必須アミノ酸」とも呼ばれるもので、自分の身体で作ることができないために、どうしても食物から摂る必要のあるアミノ酸です。

不可欠でないアミノ酸は、「可欠アミノ酸」ということですが、この中のチロシンは、脳でだけ不可欠アミノ酸とされています。脳ではこれが作られないということです。そこで、チロシンを多く含むタンパク質、例えば、ピーナッツ・大豆・ゆば・凍豆腐・たけのこ・たらこ・すじこ・かつおぶし・マグロの赤身などは、頭によいことになります。

ところで、マルクスの協力者として知られるエンゲルスの言葉に、「生命はタンパク質の一つの形である」という意味のものがあるのをご存じでしょうか。タンパク質についての知識が乏しかった時代に、ここまで言ったことは、エンゲルスの先見の明といえるでしょう。

前にも言ったように、私たちの身体には、膨大な種類のタンパク質の分子があります。そして、それらはどれも、20種アミノ酸からできています。

タンパク質の種類が違えば、アミノ酸の配列が違います。ですから、20種アミノ酸の比率が違うわけです。ある組織ではグリシンが多い、ある組織ではグルタミン酸が多い、という具合です。

そのような細かなところに目をつけるのではなく、全身のタンパク質を、残らずアミノ酸にまで分解したとしましょう。そうして、20種アミノ酸の分子の数を数えるのです。そうすれば、20種アミノ酸の分子数の比が求められます。私たちが、タンパク食品を口に入れようとするとき、アミノ酸分子数の比が、それと同じ比になっていれば、その食品のタンパク給源としての値うちは最高だといってよいはずです。これは、100点タンパクといえるでしょう。

ここに、一つの問題があります。アミノ酸に、不可欠のものと可欠のものとがある、ということです。可欠アミノ酸は、体内で作られる物質ですから、その分子数が足りなくても、心配することはありません。それは、食品になくても、どうにかなるのですから。

そこで、アミノ酸分子の比を考えるとき、可欠アミノ酸は、頭におかなくて差し支えないことが分かります。つまり、不可欠アミノ酸の比だけが、問題になるのです。ということは、不可欠アミノ酸の比が、人体の場合と同じ食品があれば、それを100点タンパクとしてよいことが分かります。これを、「プロテインスコーア」100のタンパク質というのです。私は、これを「超良質タンパク」と言ってみたい、という気がしています。ただの良質タンパクより1枚上のものだというつもりです。

超良質タンパク、つまり、人間の身体のタンパク質と同じアミノ酸比をもつタンパク食品があれば、それは、理想的な最高のタンパク給源になるわけですが、これを探してみると、鶏卵とシジミぐらいしか見つかりません。毎日シジミを食べるのが無理とすれば、鶏卵にこれを求めるのが賢明だということになります。

アミノ酸比からみたタンパク食品の良質度をプロテインスコーアといいますが、これが100のものは、人体のほかには、鶏卵とシジミということになるわけです。

学校の成績だと、１００点満点の場合、80点以上なら上の部といえるでしょう。そこで、タンパク食品の中から、プロテインスコーア80以上のものを探して、並べてみることにします。

ソバ・アジ・イワシ・サンマ・カジキ・イカ・牛肉・豚肉・鶏肉・ロースハム・プロセスチーズ

畑の肉といわれる大豆が落ちているのはおかしい、と思う人があるかもしれません。ところが、大豆のプロテインスコーアは55ですから、畑の肉だなどといわれたら、牛や豚がおこるかもしれません。

タンパク質の一日必要量は、体重の１０００分の1だといいますが、タンパク質について、何より大切な知識は、超良質タンパクの一日必要量が、体重の１０００分の1だということです。よく、日本人は一日70グラムのタンパク質を摂っているのだから、それの不足はない、という話が聞こえてきます。もし、これが超良質タンパクだとすると、70キログラムの体重の人が必要とするタンパク質の量を、私たちは摂っていることになりますから、文句を言ってはおかしいわけです。ところが、タンパク食品をとりまぜて70グラムというのでは、とても足りません。何しろ、タンパク質を摂りすぎている人は世界にほとんどいない、という定説があるのです。日本人の食生活は、決してタンパク過剰などということではないのです。

仮に、体重60キログラムの人が、牛肉のロースで全タンパクをまかなう計画を立てたとしましょう。ロースのプロテインスコーアは80ですから、この人の一日必要量は、60グラムではなく、75グラムです。

松元文子編『食品成分表』によれば、牛肉肩ロース100グラムについて、カロリーは117キロカロリー、タンパク質は19・3グラム、脂質は3・7グラムとあります。そこで、75グラムを19・3グラムでわると、3・9になります。ですからこの人は、100グラムに3・9をかけた、390グラムのロースを食べればよいわけです。

では、これの熱量を計算してみましょう。これは、117キロカロリーに3・9をかけることになります。すると、456キロカロリーになるでしょう。ところが、この全熱量のうち、タンパク質によるものは、1グラムあたり4キロカロリーとして、75グラムで300キロカロリーしかありません。つまり、必要なタンパク質を摂るために、156キロカロリーものよけいな熱量を押し付けられることになります。それは、主として脂肪によるものです。牛肉のタンパク質は、脂肪と抱き合わせになっている、ということです。普通の食品でタンパク質をたっぷり摂ろうとすると、どうしてもカロリーオーバーになるのです。

今度は、サンマを例にとりましょう。サンマ100グラムについて、カロリーは162キロカロリー、タンパク質は20・0グラム、脂肪は8・4グラムです。途中の計算は省略しますが、プロテインスコーアは96ですから、これで一日の全タンパク必要量をまかなうとすると、313グラムになります。

サンマ３１３グラムの熱量を計算してみると、５０７キロカロリーになります。このうちタンパク質によるものは２５０キロカロリーなので、タンパク質の必要量をサンマでまかなうと、牛ロースより少し多い２５７キロカロリーを抱き合わせにされるわけです。

鶏卵ではどうでしょうか。中型1個は55グラムほどですが、１００グラムあたりのカロリーが１５６キロカロリー、タンパク質が12・7グラム、脂質が11・2グラムとなっています。鶏卵のプロテインスコーアは１００なので、タンパク質の一日量をまかなうのに、鶏卵だと8・59個ということになります。そして、全熱量７３６キロカロリーのうち、タンパク質によるものが２４０キロカロリーとなります。抱き合わせ熱量は、鶏卵が最高で４９６キロカロリー、次はサンマ、次は牛ロースということになります。

いずれにしても、タンパク質をこのような食品で摂ろうとすると、ほかの抱き合わせの栄養素のために、カロリーをうんとせおわされるという、ありがたくない事情があります。そのことのために、十分なタンパク質が摂れないはめにおちいるのです。肉や魚をたらふく食べても、カロリーはたっぷりでもタンパク質は不十分だという結果になりがちです。

そんなことなら、植物性タンパクに目を向けたらいいじゃないか、とお考えの人もあるでしょう。それでは、大豆を例にとって計算をしてみましょうか。

乾燥大豆１４０グラムを摂ると、カロリーが３９２キロカロリー、タンパク質が34・3グラム、脂質が17・5グラムです。これで、タンパク質の一日必要量60グラムをまかなうとすると、大豆のプロテインスコーアは55ですから、４４４グラムの大豆を食べればよいことになります。そして、その熱量は、何と１２４３キロカロリーという大きな数字になるのです。

さらに具合の悪いことに、大豆には「トリプシン阻害因子」が含まれています。49ページでタンパク分解阻害物質があると書いたのが、これのことです。これを考えに入れると、大豆の量は４４４グラムでも不足だということになるので、まったく大変なことになります。

このトリプシン阻害因子があると、タンパク質の消化を妨げるのですから、せっかくの栄養素が腸管から吸収できないわけです。大豆は、タンパク質の給源として泣きどころをもっている、といえましょう。

トリプシン阻害因子もまたタンパク質ですから、加熱によって変性してしまいます。しかし、かなりしぶとい物質なので、豆腐にしても20パーセントは残るということです。

そうなると、消化阻害もなく、カロリーの低いタンパク食品はないか、という話になります。私の言う「配合タンパク」というのが、それです。それは、プロテインスコーア１００のタンパク質に、調味の意味を含めて、わずかな栄養素を加えた食品です。これだと、タンパク質60グラムを摂っても、熱量は２４０キロカロリーそこそこですから、ほかのごちそうのためのゆとりがたっぷりある、ということになります。

ちなみに、タンパク質の必要量の計算の基礎を、ここに記しておきましょう。

食べたタンパク質は身体におさまるわけですが、その量を平均成人男子の一日分としてみると、筋肉と皮膚とで32グラム、肝臓で23グラム、血清で22グラム、ヘモグロビンで8グラムとされています。これだけでもあわせると85グラムになりますが、これ以外にも骨があり、胃腸があり、心臓があり、腎臓があり、というわけですから、全部をあわせたら、とても体重の1000分の1なんていうものではありません。それなのに、体重の1000分の1だけのタンパク質を摂れば足りるというのは、次の理由によります。

私たちの身体は、たえずこわされ、作り替えられています。タンパク質についていえば、身体中のタンパク分子は、あちらでもこちらでもこわれてアミノ酸になる一方、そこにあるアミノ酸を集めて新しいあとつぎのタンパク分子を作るのです。このとき、こわす方を「異化」といい、新しく作る方を「同化」といいます。同化の立役者は、「タンパク同化ホルモン」、これは男性ホルモンで、ステロイドホルモンの仲間なのです。

ところで、ここでの問題は、タンパク質の必要量が、なぜ同化に使われる量より少なくてよいか、ということでした。

そして、ここまでの説明の中に、そのヒントがあったわけです。それは、異化でできたアミノ酸の再利用ということになります。

この再利用が100パーセントなら、別にタンパク質を食べる必要はない、と考えられないことはありません。では、それが100パーセントでないのはなぜでしょうか。

この答は簡単です。身体を作るタンパク質の中に、変形したアミノ酸があるからです。変形したものは、再利用できないのです。なお、変形したアミノ酸とは、水酸基（OH）がくっついたアミノ酸ということです。

このようなことをあれこれ考えると、タンパク質の必要量は、超良質タンパクに換算して、体重の1000分の1、ということになります。

分子栄養学では、高タンパク食をすすめますが、それは健康管理上の第一条件ということができます。そして、高タンパク食とは、タンパク質をなるべく多くという意味ではなく、体重の1000分の1という意味なのです。

厳密に考えると、タンパク質の必要量は、時々刻々に変動します。体重の1000分の1というのは、最低限とするのがよいのです。ストレスがあると、そのレベルに応じてタンパク質の必要量が増えます。ストレスがあると、抗ストレスホルモン、つまり副腎皮質ホルモンが出てきて、タンパク質の異化を促進するから、それだけよけいにタンパク質を摂らなければいけない、ということになるのです。

では、タンパク質を摂りすぎたら、どんなことになるのでしょうか。実は、特別な場合を除いては、世界中にそんな人はいないのですが。

消化管に入ったタンパク質は、タンパク分解酵素によって、アミノ酸に分かれます。これが、「消化」です。

このアミノ酸は、腸管から吸収されて、血液に入ります。そして、同化の材料となります。

ということは、アミノ酸分子がたくさんあれば、同化が促進されるということです。そして、同化が促進されれば、当然異化も促進されます。同化・異化の過程のセットを「代謝回転」というのですが、アミノ酸分子の供給が多いと、代謝回転がスピードアップされることになります。それには、エネルギーなどがいりますが、身体の組織の更新が早いことは結構な現象なのです。

結局、補給されたアミノ酸はかならず利用される、ということです。

タンパク質の摂取量が必要量に足りないと、いろいろなトラブルが起きてきます。すると、高タンパク食を摂ればいろいろなトラブルが防げる、ということになります。それを並べることにしましょう。これは、『タンパク質の分子栄養学』（「三石巌全業績」第9巻）からの引用です。

1　貧血になりにくい
2　血圧が正常に保たれやすい
3　ホルモン分泌が正常に保たれやすい
4　細菌やウイルスに感染しにくい
5　内臓障害が起こりにくい
6　内臓が下垂しにくい
7　筋肉が劣化しにくい

8　姿勢が悪くなりにくい
9　リウマチになりにくい
10　出血が止まりやすい
11　骨折しにくい
12　虫歯になりにくい
13　疲労しにくい
14　公害や薬害にやられにくい
15　頭がよくなる
16　しわになりにくい
17　肌が美しくなる
18　老化を減速する
19　消化不良を起こしにくい
20　食欲不振になりにくい
21　傷や骨折の治りが早い
22　ストレスに強い

タンパク質のことを、英語で「プロテイン」といいますが、これは、「第1のもの」を意味するギリシア語「プロテイオス」からきています。その意味は、この表を見ればよく分かると思います。

なお、ここに挙げた22ヵ条を自分のものにするためには、ビタミンやミネラルにも目を向けなければならないことは、いうまでもないでしょう。ただ、ここで断定の形をとっていないものは、その背後の条件をふせてあるからです。

〈解説〉

本文中に、タンパク質の異化と同化について述べられています。異化は別の言葉で言えば分解であり、同化は合成ということです。

ヒトの体タンパクは、毎日、約2パーセントが代謝回転しています。合成に必要なアミノ酸は、かなりを分解で生じたものの再利用でまかなうのですが、不足が生じてくるので食事で補わなければなりません。その量は、およそ体重の1000分の1というのですが、その中身を、どんなものさしで決めるのがよいのか、という問題が、長い間論議されてきました。

その流れの中で、プロテインスコーアやアミノ酸スコーアが取り上げられてきたのですが、現在は「評点パターン」という基準になりました。

アミノ酸レベルで考えたとき、再利用されやすいものと、その割合の少ないものとがあります。不可欠アミノ酸の中でも、リジンは再利用率が高く、メチオニンは低いのです。また、脳や肝臓など、臓器によるアミノ酸の必要度には違いがあることが分かってきました。

アミノ酸の一つひとつについての、体内での変化が研究されてきたこともあって、タンパク質の摂り方に、新しい見方が導入されることになったのです。

タンパク食品は、体タンパクの代謝回転だけではなく、機能性アミノ酸を補給する役割をもっています。タンパク質の一部は、エネルギー源に回されるので、効率よく摂るには、糖質が不足しないような気配りが必要です。

食品の栄養価につきましては、松元文子編『食品成分表』（1970．1．1）をもとに記載しております。

5　鶏卵を食べましょう

太平洋戦争も古い話になりますが、そのころ私は、津田塾大学の理科の教授をやっていました。そして、その物理化学科2回生の同級会に招かれました。つまり私は、30年ぶりぐらいに、かつての教え子たちを見回したわけです。

その中の1人が夫君とその両親とをあいついで亡くして、ショックから立ち上がろうとしているところだと分かりました。

彼女は私に、疲れやすいこと、むくみがあることなどを訴えます。医師は、どこにも異状があるわけではなく、ただの看病疲れだと診断を下しているということですが、私はこれを低タンパク血症とみました。そこで、鶏卵を食べているかどうかを尋ねました。すると、肝硬変で亡くなった夫君が、医師から鶏卵をかたく禁じられていたので、自分も食べないでいた、と彼女は答えました。

彼女はまた、魚の目に悩まされている、とも言いました。これはビタミンAの不足からくるわけですから、低タンパク対策として、またビタミンA不足対策として、私は鶏卵をすすめました。

何週間かあとのことですが、彼女から、疲れやすさも、むくみも、魚の目もなくなったという報告がきました。余談になりますが、これがきっかけになって、彼女は私の栄養学に興味をもつようになりました。

これは一つの具体例ですが、私は、たいていの人に鶏卵をすすめます。鶏卵はすぐれた食品で、いつでもどこでも安い値段で手に入るからです。鶏卵を敬遠する人がいますが、それほど損なことはないと思います。

私は、神奈川県の鵠沼の老人学級に招かれて、話をしたことがあります。参加資格は、たぶん65歳以上ということだったでしょうが、その中に、ひときわ若く見える男性がいました。そこでは、いろいろな食品の話をしたのですが、鶏卵についてしゃべると、その人はすっくと立ち上がって、鶏卵が好きで毎日二つずつ食べていたがそれがよかったのだ、とたいそう満足げに話をしてくれました。その人は80歳だと言っていましたが、とてもそんな歳には見えないので、私もびっくりしました。そして、厚生省の調査によれば、１００歳以上の老人が、１人の例外もなく、毎日一つか二つの鶏卵を食べている、という話をしました。

先ほどの低タンパク血症について補足をしておきます。

血液というものは、「血清タンパク」という名のタンパク質を含むために、少しねばついています。もし、タンパク質の補給が足りなくなれば、血清タンパクの濃度が下がります。すると、血液は水っぽくなります。そこで、水分が血管から外ににじみ出して、血清タンパクの濃度を上げようとすることになります。そのために、組織は水を吸ってむくむわけです。

低タンパク血症になると、赤血球の数も、血色素「ヘモグロビン」の量も、正常値を割りがちです。そうなれば、これは貧血ということになります。

皆さんは、それでは、魚の目と鶏卵との間に何の関係があるか、とあやしむのではないでしょうか。この場合、私が期待したものは、鶏卵に含まれているビタミンAだったのです。

皮膚の細胞が垢になってはぎ取られていくことは、私たちの経験していることです。それなのに皮膚が薄くならないのは、奥の方で新しい細胞ができるためだと考えなければなりません。「基底層」というところの細胞が分裂して、仲間を増やしているのです。

細胞分裂でできた新しい細胞は、それぞれに役割を与えられます。これを、「細胞分化」といいます。ビタミンAがないと、これがうまくいかないのです。魚の目は、細胞分化のミスから起きると考えてよいのです。

食品添加物はいろいろありますが、フェノール類もその仲間です。フェノール類の解毒は「硫酸抱合」という方法で行われますが、それにはビタミンAがいるのです。そういうことだと、鶏卵を食べることは、食品添加物の心配を減らすことにもなるといえましょう。

日本人の食生活上の弱点として、含硫アミノ酸の少ないことがよく問題にされますが、鶏卵には含硫アミノ酸であるメチオニンもシステインも多いのです。システインには、重金属を解毒したり、酸化して働けなくなったビタミンEを還元したりする作用があります。

こんなことを考えると、鶏卵を食べなければ損だということに気づきます。そこで、鶏卵の食べ方ですが、生はいけません。生卵は精がつくなどという話もありますが、あれは間違った俗説なのです。生卵を食べる習慣が、日本人だけのものだということをご存じでしょうか。

　卵黄は、いろいろな栄養物質をもっていますが、その一つに、「ビオチン」とも呼ばれるビタミンHがあります。このビタミンは、脂質の代謝に働くもので、これが欠乏すると、口やまぶたに炎症が起きたり、にきびができたり、ふけが出たりします（ビオチンにはインシュリンの分泌をうながす働きがあることも認められています）。

　おもしろいことに、卵白には、このビオチンと結合してそれを水に溶けない物質に変える「アビジン」というタンパク質があります。だから、生卵を食べると、腸の中でビオチンとアビジンが結合してしまいます。それが水に溶けないものだから、腸管から吸収されずに、トイレ行きになってしまうのです。

　生卵を10個も飲むと、顔が青ざめて気持ちが悪くなります。これは、腸内のビオチンが、根こそぎアビジンにつかまってしまうためだと説明されています。ビオチンは、鶏卵の卵黄ばかりでなく、牛乳やピーナッツにも含まれていますし、腸内細菌もこれを作るのです。それが、みんなアビジンにやられてしまうから、気持ちが悪くなるのだそうです。

　生卵も、一つや二つなら、アビジンの量も大したことはないとみえて、そのために気持ちが悪くなることはありません。

卵白は、熱を加えると、白く不透明になります。タンパク分子の立体構造が、熱によって変わるからです。これを、「変性」といいます。こうなると、アビジンも変性して、ビオチンと結合する性質がなくなるのです。だから、鶏卵を加熱すれば、ビオチンは無事だということになります。

生命の営みはたくみにできている、とよくいわれます。では、アビジンなどというたちの悪い物質があるのは、どう考えたらよいのでしょうか。

ニワトリが卵を産むのは、私たちに食べさせるためではなく、子孫を残すためであるに違いありません。そうだとすると、卵が細菌にやられるようでは困ります。細菌は、ビオチンがなければ、増えることができません。そこで、殻からもぐりこんだ細菌は、卵黄のビオチンにありつこうとします。ところが、卵白を通り抜けるとき、身体にアビジンがしみ込みます。だから、卵黄にたどりついても、ビオチンを利用することができず、細菌は増殖ができないことになるのです。つまりアビジンは、ニワトリにとっては大切な武器だということになります。

鶏卵を生で食べてはいけない理由の第一は、アビジン問題にあるといってよいでしょう。そして、そのほかに第二、第三の理由があるのです。

第二の理由は、卵白に「オボムコイド」という糖タンパクがあることです。オボムコイドは、タンパク消化酵素「トリプシン」の作用を阻害してしまいます。つまり、タンパク質の消化を妨げるのです。せっかく鶏卵を食べても、そのタンパク質が消化されなくては何にもならないわけです。生卵は、消化が悪いのです。

卵白が熱で変性すれば、オボムコイドも変性してその働きをなくしますから、トリプシンの阻害はもう起きません。

生卵のよくない理由の第三は、トキソプラズマがいるかもしれない、ということです。これは単細胞の動物で、「原虫」と呼ばれるものの仲間です。

妊娠したことのある方は、トキソプラズマ検査をご存じのはずです。これがいると、水頭症・脳性麻痺・てんかん・知的障害などの子どもが生まれることがあるので、医師は警戒するのです。

2歳をすぎてからトキソプラズマに感染すると、命が危ないといわれます。

トキソプラズマは、哺乳類や鳥類などの定温動物に寄生していますから、肉も加熱する方が安全です。それに感染した大人は、肝臓を悪くしたり、失明したりします。しかし、大部分の人は、トキソプラズマに侵入されても、何ごともないのが普通です。ただし、猫の糞にさわっただけでトキソプラズマに感染して、重い病気にかかった例があります。

トキソプラズマは、豚の肉には多いけれど、鶏卵にはごく少ないといわれます。

生卵を習慣的に食べている人は、トキソプラズマに対しては、耐性をもっていると考えてよいでしょう。しかし、ビオチンを摂りそこなうことと、タンパク質の消化阻害があることの二つは、デメリットとして残っていることを覚悟してくださるように。

なお、赤ちゃんの腸は、透過性が高いので、生卵のタンパク質が消化されないままで吸収されることがあります。鶏卵のタンパク質は、人間のタンパク質からみれば、いわゆる「異種タンパク」ですから、アレルギーのもとになることがあります。

また、鶏卵は受精卵でなければ不完全だと思っている人がいます。未受精卵は、ひよこになれないという意味では不完全ですが、そのタンパク質については、まったく変わりがありません。食用の鶏卵は、受精卵でなくてもよいのです。

私が、鶏卵のメリットを数えたてて、鶏卵を食べなさい、食べなさいと言うのを聞くと、コレステロールを棚に上げて何を言うか、と苦い顔をする人がいそうです。私だって、コレステロールの話を知らないわけではありません。

1910年ごろ、ロシアのアニチコフは、ウサギに鶏卵や牛乳をやってみました。すると、血中コレステロール値が上がりました。鶏卵とコレステロールとの関係の話は、ここから始まったのです。

ご存じの通り、ウサギは草食動物です。鶏卵などを食べる動物ではないのです。そして、コレステロールという物質は、動物にあって、植物にはないものです。だから、ウサギの身体にコレステロールはあっても、エサにコレステロールはないのです。そういうウサギが、コレステロールを無理に食べさせられたために、血中コレステロール値が上がったのです。

これは、当たり前の話ではないでしょうか。

これを、ネズミのような雑食動物で実験してみると、鶏卵を与えても、血中コレステロール値の上昇はみられないということです。

鶏卵を食べると血中コレステロール値が高くなる、という話が広がると、鶏卵屋さんは困りました。それであるとき、鶏卵組合の有志が集まって、毎日10個ずつ鶏卵を食べる実験を始めました。むろん、血中コレステロール値の検査も欠かさなかったそうです。

結果はどうだったでしょうか。血中コレステロール値の変化は、ほとんどありませんでした。

この実験の話を聞いて、お医者さんも同じ実験をしてみました。その結果は、鶏卵屋さんの場合と同じでした。そういうことがあったので、今は、鶏卵を食べると血中コレステロールが上がる、などというお医者さんは、ほとんどいなくなりました。

コレステロールという物質は、血中にあるだけではなく、すべての細胞の膜にあります。細胞膜などの生体膜の主成分はリン脂質ですが、そこにコレステロールがなくてはなりません。コレステロールが、膜の安定化を担っているからです。

このコレステロールには、食物からきたものと、肝臓で作られたものとがあります。

コレステロールといえば、よく、善玉・悪玉と二つあるようにいわれます。善玉コレステロールとは、組織で余ったコレステロールが肝臓へ差し戻される形のもの、悪玉コレステロールとは、肝臓で作られたコレステロールが組織へ配給される形のものです。どちらも、リポタンパクという種類の物質ですが、善玉の方をＨＤＬといい、悪玉の方をＬＤＬといいます。Ｈはハイ（高い）、Ｌはロウ（低い）の意味です。また、Ｄは密度の意味、Ｌはリポタンパクの頭文字です。

そういうわけですから、善玉コレステロールＨＤＬは高密度リポタンパク、悪玉コレステロールＬＤＬは低密度リポタンパク、ということになります。リポは、脂質の意味ですから、リポタンパクとは脂タンパクのことです。このあたりの詳しいことは、本シリーズ⑤『成人病は予防できる』に書いてあります。

コレステロールという物質は、脂質の仲間ですが、生体膜の材料になるばかりでなく、副腎皮質ホルモンや、性ホルモンや、ビタミンＤの材料になります。副腎皮質ホルモンと性ホルモンをあわせて「ステロイドホルモン」といいますが、ステロイドとは、コレステロールの仲間という意味です。

こういうことを考えると、コレステロールが大事な物質だということが分かります。だから、コレステロールを食物から摂るのも、大事なことです。普通の食事で摂れるコレステロールの量は、必要量の半分にも足りません。コレステロールを食べることは、肝臓の助けになると考えてよいのです。その意味でも、鶏卵は大事な食べものだということができます。

では、鶏卵をたくさん食べても、血中コレステロール値が上がらないのはなぜでしょうか。

体温や血糖値などは、ほぼ一定の幅の中で変動しているでしょう。血中コレステロール値も同じです。一定の幅におさまるように、コントロールされています。それは、不足すれば肝臓で作り、余れば分解して捨てるからです。

ただし、分解するときには、ビタミンC・Eの助けをあおがなければなりません。ということは、ビタミンC・Eが足りないと、血中コレステロール値が上がる可能性がある、ということにほかなりません。コレステロールの分解は、肝臓で行われて、胆汁酸になります。

女性ホルモンの「エストロゲン」には、コレステロールの分解を促進する働きがあります。若い女性の血中コレステロール値が高くならないのは、エストロゲンのおかげなのです。

とにかく、鶏卵ほど、値段のわりに栄養に富む食品はほかにないということを、ここに強調しておきます。

こんなよいことずくめの鶏卵にも、問題がないわけではありません。それは「卵アレルギー」の問題です。

アレルギー体質と呼ばれるものがあります。これは、「免疫グロブリンE」と呼ばれるタンパク質が飛び抜けて多い人に現れる体質で、遺伝的なものです。アレルギーを起こす物質を「アレルゲン」といいますが、これにはいろいろあります。鶏卵の場合もあり、ハウスダスト（家のほこり）の場合もあり、昆虫の死体のかけらもあり、杉やブタクサなどの花粉もあり、という具合です。

アレルギーの専門医の話では、どんなアレルギーも、鶏卵を控えると発症が少なくなるということです。残念なことですが、アレルギー体質の人は、鶏卵を食べない方が無事だということのようです。

ただ、私たちのように、体質上の弱点を栄養でカバーすることを考える人は、ビタミンCの大量摂取を試みなければならない、ということをここでつけ加えておきましょう。

6　砂糖のはなし

三白という言葉があることを、ご存じでしょうか。私だって、それを正確につかんでいるわけではありませんが、どうやら、悪い食品を三つ挙げるための表現のようです。

三つの白いものは、白米・白パン・白砂糖のようです。白いパンといえば、普通のパンのことでしょうが、これは精白した小麦が原料ですから、うどんやスパゲッティなども、同列に扱われているのだと思います。

周りを見回すと、三白になじんでいる人が、多数派のようです。その中には、健康で長寿を保つ人が大勢いるのでしょうから、三白をやりだまに挙げることには大した説得力はない、といってよいと思います。

白米にどんなデメリットがあるかは、もうお分かりでしょう。小麦は、米と同類の植物ですから、その精白の意味は米の精白と同じ意味になります。それはつまり、精白した小麦には、精白した米と似たような欠点があるということです。長所もまた、似たようなものになるはずです。白米のデメリットが、ビタミンなどの補給によってカバーできるのと同じように、白パンのデメリットも、ビタミンなどでカバーできると考えるのが実際的だと思います。

そうすると、三白のうちの二白は、もうかたづいたことになります。そして、残りは白砂糖一つになりました。

白砂糖が、黒糖、つまり黒砂糖を精白したものだということは、誰でもよく知っていることでしょう。

黒糖のかけらをしゃぶってみると、えぐいというか、くせがあるというか、あっさりしないというか、ちょっと複雑でなじめない味がします。慣れた人は、それが好きだと言いますが、たいていの人に、黒糖は敬遠されています。

沖縄の黒糖組合で聞いたことですが、黒糖組合は、黒糖の売れゆきがどんどん落ちるので、何とかしたいとあせっていました。純粋な黒糖を、にせの黒糖が押しのけているというのです。にせの黒糖とは、白砂糖に色をつけたものなのだそうです。にせの黒糖は、さっぱりしておいしいわけですが、知らない人は、それを黒糖だと思って買うということです。

黒糖には、いろいろなミネラルが入っています。それが、いわゆるあくです。黒糖の味がややこしいのは、あくのため、つまりミネラルのためと考えてよいのです。にせの黒糖は、あくを抜かれたものですから、くせがなく、さっぱりとおいしいのです。その代わり、黒糖に含まれていたミネラル群は、どこかへいってしまっています。にせの黒糖には、黒糖のメリットはないのです。本物の黒糖には、黒糖組合の証紙がちゃんとついています。

さて、人によっては、白砂糖は酸性食品だからよくない、などといいます。しかし、そんな根も葉もないことは、迷信でしかありません。なぜ酸性なのかと聞かれたとき、それを言った人はでたらめを言うほかないのです。そういうたぐいのことは、お互いに言わないことにしたいものです。食品についての常識の中には、このようなでたらめが多く、私などは、いつも不愉快に感じています。

ご存じの通り、私たちの体液、つまり血液やリンパは、弱アルカリ性にコントロールされています。そしてそれは、簡単に変わるものではありません。しかし、リン酸飲料などを1度にたくさん飲むと、一過性に酸性にかたむきます。コーラを1度に5本も飲んで倒れた大学生がいますが、これは、そのような現象として説明できると思います。

酸性・アルカリ性のレベルを示す方法として、化学ではペーハー値を使います。ペーハー7・00が中性、これより大きければアルカリ性、小さければ酸性とするのです。私は、ペーハー7・00を基準として、それからどれだけ外れているかで、アルカリ度と酸度とを表したらどうかと考えています。体液のペーハー値は、7・35から7・45が正常だとされています。これを私の方法で表すと、アルカリ度が0・35から0・45となります。これが0・30になったら危篤ですから、体液が酸性になることはあり得ないのです。

体液のアルカリ度が下がるのを、体液が酸性になるとよくいいます。体液のアルカリ度が下がると身体の具合が悪くなるのは、酵素の働きがにぶるからだと考えられます。酵素には至適ペーハー値というのがあって、それより大きくても小さくても酵素の活性は落ちるのです。それだからこそ、体液のアルカリ度は、デリケートにコントロールされているのです。

カルシウムの摂取量が不十分だと、血中カルシウムイオン濃度が下がります。すると、アルカリ度が下がります。このとき、「副甲状腺」がそれにフィードバックして、アルカリ度を上げにかかります。それは、手足の骨の骨端からカルシウムを溶かし出すという方法によるのです。副甲状腺が副甲状腺ホルモンを出すと、それが長骨の骨端へ流れていって、カルシウムイオンを作るのです。

こういうことは、大変よい仕組みといえるのですが、まずいことに、カルシウムが余分に溶けるため、アルカリ度が高くなりすぎます。それで、カルシウムイオンは、いそいでどこかに沈着しようとします。この現象は、ご存じの通り「カルシウムパラドックス」と呼ばれます。パラドックスとは、逆説の意味です。

この、余分のカルシウムの行きつくところは、動脈壁・心筋・腱・腎臓などです。これらは、どれも好ましくないので、カルシウムパラドックスは、悩みの種になります。これを絶対に起こさせないためには、食物からのカルシウムの補給を、毎日心がけなければなりません。

ところで、砂糖と体液のアルカリ度との関係について、もう少し立ち入ってみましょう。私の決めたアルカリ度は、ペーハー値をもとにしています。このペーハー値は、水素イオン濃度から割り出した数値ですから、水素イオンと無関係なものは、ペーハーとも無関係、アルカリ度とも無関係のはずです。砂糖の分子には水素が含まれていますが、それがイオンになることはありません。だから、砂糖は、ペーハー値にも、アルカリ度にも、まったく関係がないのです。

太るのが嫌だから甘いものは食べたくない、という人がいます。砂糖は、肥満につながるのでしょうか。

砂糖の化学名は、蔗糖《しょとう》です。蔗とは、サトウキビのことです。サトウダイコンから取ったビート糖も、これと同じ蔗糖です。

蔗糖の分子は、ブドウ糖1分子と果糖1分子とが結合したものです。これが小腸で分解されるわけで、そこでブドウ糖と果糖とに分かれることになります。

血液に吸収されたブドウ糖のゆくえは、二つあります。第一はエネルギーへの道、第二は脂肪への道です。アルコールは、この分岐点にいて、ブドウ糖を脂肪への道に導くといわれます。甘いものをつまんで酒を飲めば、砂糖が脂肪になりやすいということです。

筋肉などのエネルギー源の主役は、ブドウ糖ではなくて脂肪酸ですが、脳のエネルギー源は、ブドウ糖1本です。そして、脳が要求するブドウ糖の量は、一日120グラムといわれます。脳以外の器官が要求するブドウ糖は一日60グラムといいますから、合計して、毎日180グラムのブドウ糖が必要になるわけです。これを蔗糖でまかなうとすると、一日360グラムの砂糖を摂らなければならないことになるでしょう。

こういうことだと、かなりの量のブドウ糖が、血中になければならないことになります。

その正常値は、血液1デシリットル中に100ミリグラムとされています。これを、血糖値が100だといいます。

朝の食事の前、つまりすきっ腹のとき、あるいはちょっと激しい運動をしたときなどには、血糖値が60とか70とかになります。このときは、脳のエネルギー不足のために、思考能力が落ち、おこりっぽくなります。また、音に過敏になったりもします。さらに60より下がると、意識がなくなって、昏睡状態におちいるといわれます。これを回復するためには、砂糖入りの紅茶やコーヒーなどが手ごろです。この場面で、砂糖の役割はすこぶるあらたかだというべきでしょう。

大阪大学の中川八郎教授（タンパク質の研究者）は、人間が一日に3度の食事をするのは、血糖値をあるレベルに保つためだ、という意味のことを言っています。そして、脳を盛んに使う人は、一日4食、5食を考えるべきだ、というようなことも言っています。脳の働きを重くみれば、こういう話になるのです。

食事を3度にするのはよいとして、食物の中に蔗糖やデンプンがなかったらどうするかが問題だとお考えでしょう。ところが、そういう場合には、タンパク質をブドウ糖に変えるのです。これを「糖新生」といいますが、この代謝には、エネルギーもいり、酵素もいるので、犠牲をはらわなければなりません。そこで、砂糖をけぎらいしては損だということになるのです。

筋肉や肝臓には、ブドウ糖を「グリコーゲン」という不溶性の多糖体に変えて、ためておく機能があります。ところが、脳はそれができません。脳は、もっぱら血液の運んでくるブドウ糖を当てにして働くので、甘党の器官だということになるのです。

体内のブドウ糖の給源を挙げよと言われたとき、砂糖と答えるのは正しいでしょうが、ごはん・パン・いもなどのデンプンが主役だといった方が、本当は正しいと思います。デンプンは、ブドウ糖の分子をたくさんくっつけたような多糖体と呼ばれる物質ですから、それを分解すればブドウ糖になってしまいます。だから、一日に１８０グラムのブドウ糖が必要といっても、３６０グラムの砂糖を摂らなくてすむようになっているのです。

そうかといって、多糖体なら何でもブドウ糖の給源になるわけではありません。よく「食物繊維」という言葉を耳にしますが、その一つである「セルロース」は、ブドウ糖分子を数千個もかためたものですが、人間の消化酵素では分解できません。だから、ブドウ糖の給源にはならないのです。その代わり、腸内細菌のエサになりますから、間接的に人間に役立っていることになります。

最近、「フルクトオリゴ糖」という甘味料が現れました。フルクトオリゴ糖は、もともとはちみつの甘味の一部なのですから、本当をいえば、新顔でも何でもありません。これは、甘味はごく薄いのですが、ノンカロリーという点が売りものになっています。

ところで、フルクトオリゴ糖という言葉の意味は、果糖少糖ということです。フルクトースは果糖、オリゴ糖は少糖だからです。

フルクトオリゴ糖の1分子は、1分子のブドウ糖に、2分子、または3分子の果糖から作られています。果糖がもし1分子であれば、これは蔗糖です。蔗糖ならば、消化酵素によってブドウ糖と果糖とに分かれるのですが、果糖が2分子、3分子とくっついていると、人間の消化酵素を受けつけません。だから、これはノンカロリーになってしまうのです。

ブドウ糖や果糖は、「単糖体」といわれます。これが二つ付いた蔗糖は、「二糖体」です。フルクトオリゴ糖は、単糖が三つ四つと集まったものでしょう。この数が少ないものだから、これをオリゴ糖というのです。オリゴとは、少数の意味のラテン語です。

フルクトオリゴ糖のメリットは、それがノンカロリーだということだけではありません。腸内細菌はいろいろありますが、その中で「有用菌」と呼ばれる「ビフィズス菌」の栄養として、フルクトオリゴ糖は位置付けられているのです。この糖は、消化吸収を受けることなく、小腸を素通りして大腸へ行くので、ビフィズス菌は助かります。この菌は蔗糖も好むのですが、この方は小腸で消化吸収を受けるので、消化不良でもないと、大腸までおこぼれが行くことはないでしょう。

腸内には、有用菌と呼ばれるものがいろいろありますが、それは、ビタミンB_1・ビタミンK・ビオチンなど、私たちの身体にとって有用なものを作ってくれるのです。

ウサギが夜中に目をさまして糞を食べるのは、腸内有用菌の作ったビタミン類を摂るためだというのですが、これは私たちにまねのできないことです。

新生児黄疸という病気がありますが、これは、新生児の腸内には十分な細菌が住みついていないために、ビタミンKが欠乏するのが原因だそうです。

ところで、砂糖を食べると、ブドウ糖と同じ量の果糖が出てくることは、もうお分かりのはずです。当代一流の科学者ライナス・ポーリングによれば、人間が一日に処理できる果糖の量は、たった8グラムにすぎません。処理とはどういうことかといえば、果糖をアセチルコエンザイムAに変えるということです。

アセチルコエンザイムAなんて、長ったらしくもったいぶった言葉は嫌だとおっしゃる方が多いでしょうが、これは、生化学の本にはひんぱんに出てきます。大事な物質だからです。アセチルコエンザイムAは、脂肪酸やコレステロールの合成、エネルギーの発生、神経伝達物質の合成などに役割をもつ物質です。

ポーリングは、人間の身体は果糖の処理能力が低いから砂糖はよくない、という主張をしているのですが、このことを詳しく知りたい方には、『ポーリング博士の快適長寿学』（平凡社）をおすすめしたいと思います。彼は私と同年ですから、快適長寿学を書く資格は十分だというべきでしょう。

この本には、砂糖を食べると血中コレステロール値が高くなる、という実験データが示されています。でも、彼は、コレステロール値が高くなるから砂糖をやめろ、などと言っていません。血中コレステロール値を下げたいのなら、ビタミンCを十分に摂ればよいことを知っているからです。このあたりのことは、私の『ビタミンCのすべて』(「三石巌全業績」第8巻)にあります。なお、この大科学者も、私と同じく、根っからの甘党です。ということは、コレステロールの心配をせずに砂糖を摂っている、ということにほかなりません。

ただ、私の場合は糖尿病があるので、ポーリングとはちょっと違います。というのは、糖尿病の合併症として知られているさまざまな神経症が、神経細胞に果糖がたまることで起きる、とされているからです。

砂糖をけぎらいする人の中には、太りたくないからという理由を挙げる人がいます。でも、普通の場合、太るのは脂肪のためです。摂取するカロリーが多すぎれば、それは脂肪の形で蓄えられます。皮下脂肪がたっぷりついていれば、お腹にも、肩にも、肉がついたように見えるのです。

太りたくない人は、砂糖を控えるというより、総カロリー数を控えればよいのです。ただ、このことばかりが頭にあって、タンパク質を控えるようなことがあっては、身体を悪くします。事故を起こさずにやせるためには、どうしても配合タンパクの助けを借りる必要があるのです。そしてその方法は、『タンパク質の分子栄養学』(「三石巌全業績」第9巻)に記されています。

砂糖が健康によくない、と言い出して有名になったのは、ロンドン大学のユドキン教授でした。彼は、1957年に、心筋梗塞の入院患者20人の砂糖摂取量を調べてみました。また、比較のために、整形外科入院患者25人の砂糖摂取量を調べてみました。そして、心臓の悪い人の方が、外科病棟の患者の約2倍の砂糖を摂っていることを見つけたのです。

彼は、この意外な発見に、鬼の首を取ったような気分になって、「砂糖は心筋梗塞の原因である」という論文をイギリスとアメリカの雑誌に発表しました。

砂糖は、ほとんどすべての人の食生活に入りこんでいる調味料ですから、ユドキンの論文は、世界中にセンセーションを巻き起こしました。日本のテレビで、「砂糖を摂れば摂るほど寿命が縮む」という放送をしたのも、そのころのことでした。

アメリカの心筋梗塞患者の数が、砂糖の消費量が増えるのにつれて増加した、という事実が確かにありました。でも、ユドキンの説はお粗末でした。それは、砂糖を食べると、血中中性脂肪が増えるから動脈硬化が起きる、したがって心筋梗塞になる、という、なんとなく短絡的な考え方があるからです。

なるほど、砂糖を食べれば血中中性脂肪は増えます。でも、それは一過性のもので、まもなくもとに戻る性質の現象です。それが心筋梗塞の原因になる、などと考えている人はいないでしょう。

世界的にみて、砂糖を特別たくさん消費する国は、キューバ・ベネズエラ・コロンビアなどです。ところが、これらの国では、心筋梗塞患者がとても少ないという事実があります。

診断技術の特別すぐれているスカンジナビア諸国にも、おもしろいことがあります。心筋梗塞による死亡率を比べると、スウェーデンはフィンランドの2分の1しかありません。ところが、砂糖の消費量はその逆で、スウェーデンの方がフィンランドよりはるかに多いのです。

私は、砂糖が健康に悪いなどと思ったことはありません。そんなことを気にするより先に、栄養条件を整えることを考えた方がよいのです。

7　食塩のはなし

私たち人類の祖先は、サルだといわれます。さらにその祖先をさかのぼってみると、海に住む魚にたどりつくでしょう。結局、私たちのような脊椎動物の直接の祖先は、海中の脊椎動物、つまり魚類ということになります。

海に住む魚にとって、その環境は海水です。だから、魚の生命の営みは、海水に溶けている塩化ナトリウムや塩化カリウムと切っても切れない関係にあるはずです。魚の体液に、かなり高い濃度の塩化ナトリウムや塩化カリウムが含まれているのは、そのためだといってよいでしょう。私たち人類の体液がこれに近いものになっているのも、当たり前だといえます。

いうまでもないことでしょうが、塩化ナトリウムとは食塩のことです。

私たち人間は、海に住む動物ではありませんから、環境からじかにナトリウムやカリウムを摂ることはできません。それを、食物から摂ることになります。その食物になる動植物も、その祖先は海中生活者ですから、その体液には、塩化ナトリウムや塩化カリウムが含まれています。ですから私たちは、肉を食べても、野菜を食べても、それらの化学物質を摂ることができるわけです。

ところで、食塩、つまり塩化ナトリウムは、調味料の王さまです。食塩がなかったら、料理人も主婦も、お手上げになるのではありませんか。そのことはつまり、食塩というものが、人間にとって不可欠なミネラルであることの証拠だと考えてよいのです。この栄養素なしに、生きることはできないのです。

古代ギリシアでは、奴隷の売買に塩を使いました。上杉謙信が、敵将武田信玄に塩を送ったという美談は、よく知られています。「敵に塩を送る」という言葉が残っているのも、いわれのないことではありません。中世の街道には、塩の運搬のために開かれたものが多いといわれています。

日本語化した外国語はたくさんありますが、英語からきたサラリーという言葉は、塩に関係しています。ラテン語では、塩のことをサラリウムといいますが、サラリーはこれからきています。給料が、塩で支給された時代があったということです。英語では、兵士のことをソルジャーといいますが、これはサラリーマンの意味だそうです。

敵に塩を送る度量も、奴隷を塩で買ったという故事も、給料を塩でもらう話も、今の私たちにはぴんときません。それは、塩が簡単に手に入るような時代になったからです。

昔は、塩がほしいだけ手に入るのは、海岸に住む人たちだけでした。内陸の人たちにとって、塩は何よりの貴重品だったのです。

南アメリカの奥地に、バナナを主食にして、副食として雑多な果物に加え、たまに鳥や魚や昆虫を食べて暮らしている種族がいます。このヤノマノ族は、調味料としての食塩などはしりません。

この食習慣の特色は、カリウムが異常に多く、ナトリウムが異常に少ない点にあります。ナトリウムの摂取量は、食塩に換算すると0・1グラムもありませんが、これでもどうにか間に合っているのです。

昔の人の食生活は、このヤノマノ族に近いものだったはずです。こういう食生活をしている人が、激しい労働で汗をかくと、脱水と血圧降下とでへたばってしまいます。ところが、そこにひとつまみの塩を与えると、立ち直るのです。このような経験を通して、食塩の価値が認められることになったのでしょう。

こういう話が出てくると、あの白い結晶の形の食塩がないと困るという感じになりますが、私たちでも、調味料としての食塩がなくても結構やっていけることを、証明した人がいます。それは、グアム島で何十年も元気に生き抜いてきた横井庄一[*1]さんです。彼は、ひそかに手に入れた植物と動物とを、調味料なしで食べて、りっぱに命をつなぐことができたわけでしょう。

こういうわけで、しょうゆ・みそ・食塩などの、塩辛いものなしでもナトリウムが間に合うというのに、なぜ私たちはそういうものをほしがるのでしょうか。特製の減塩食を食べるとか、大汗をかくとかしなければ、ナトリウム欠乏症が現れることはないのにです。

ナトリウム欠乏症が現実にみられるのは、普通は、ガラス工場や溶鉱炉などの、高温の職場で働く人に限られています。その症状は、疲労感・食欲不振・吐き気・思考力低下・痙攣などの形をとって現れます。このような条件がなくても、連続的な嘔吐・下痢・腎臓病・利尿剤の連用などで、ナトリウム欠乏症におちいることがあります。

ナトリウムというミネラルは、カリウムとともに、身体に必要な電解質の2本の柱となっています。この二つは役割が違っていて、ナトリウムは細胞の外に多く、カリウムは細胞の中に多いのです。神経細胞の場合、これが興奮すると、ナトリウムは細胞の外から中に入り、カリウムは細胞の中から外に出ます。すると、「ナトリウムポンプ」というしかけが働いて、ナトリウムを細胞の中から外にくみ出して、元の状態に戻すのです。このとき、カリウムは細胞の中に戻ります。

なお、ここでナトリウム・カリウムといったものは、正しい呼び名にすれば、ナトリウムイオン・カリウムイオンということになります。

こういうわけで、ナトリウムイオンとカリウムイオンのバランスは、神経の活動にとって、特に大切です。前に述べたナトリウム欠乏症は、神経の失調からくるものでした。

また、ナトリウムイオンは水を呼び込む傾向があり、カリウムイオンは水を追い出す傾向があります。ナトリウムが多いと、身体は水っぽくなり、カリウムが多いと、身体はひからびてきます。むろんこれは、おおげさないい方ですが。やせるためにカリウムを摂る人がいますが、これは、ナトリウムとカリウムのバランスをくずすので、体調もくずれてしまいます。ナトリウムには抗利尿作用があり、カリウムには利尿作用がある、ということができるでしょう。

血液は、全身をめぐって流れて、栄養物質を運ぶばかりでなく、不用物質も運びます。不用物質は、身体の外に排出しなければなりませんが、この役目を引き受けるのが腎臓です。これが故障すると、水やナトリウムの排出がスムーズにいかなくなります。こういう場合に食塩を摂りすぎると、腎臓はその負担に苦しむのです。それで、減塩食に切り替えなければなりません。

もともと腎臓の役目は、細胞の環境となる体液の組成を一定に保つことにあります。だから、その働きが正常ならば、例えば、ナトリウムの血中濃度が大きくなると、水を捨てないで食塩を多く捨てるようにします。ナトリウムイオンの血中濃度も、腎臓によって調節されているのです。

この調節には、血圧・交感神経系・腎臓血管抵抗ホルモンなど、いくつもの因子がからんでいます。つまり、調節の主役は腎臓だけれど、ほかの器官も関わっているということです。例えば、心筋の間には、ナトリウム利尿ホルモンを作る細胞があるという具合です。ナトリウム利尿ホルモンとは、ナトリウムを尿に追い出すホルモンということです。

こういうことを考えると、よけいな食塩を摂ることが、多くの器官に迷惑をかけることになることが分かります。そして、最大の被害を受けるのが、腎臓だということも分かります。

腎臓は濾過《ろか》装置ですから、具合が悪くなると、そこを通る血液の圧力を高くしなければなりません。ということは、腎臓が悪いと、高血圧の傾向が現れるということです。そこで、腎臓の負担を軽くするために食塩を減らせば、血圧が下がるという関係がありそうに思えます。

数年前、長野県の知事が脳卒中で亡くなりました。彼が高血圧患者だったことから、減塩運動が全県下で行われるようになりました。

食塩を減らせば高血圧が防げるという考え方が、広く普及しているのは事実ですが、これについての最近の知識は、むしろ否定的なものがあります。それは、まったく別の角度からのものです。

赤血球の血液型はよく知られていて、それについての議論に花の咲いた時代もありましたが、それもどうやら昔話になりつつあるようです。というのは、これに代わって、白血球の血液型が脚光を浴びるようになったからです。

白血球の血液型ＨＬＡが浮かび上がったのは、腎臓移植や心臓移植などのいわゆる臓器移植で、拒絶反応が大きくクローズアップされてからです。拒絶反応を避けるための必要条件として、ＨＬＡをあわせなければならないことが分かってきたのです。

ＨＬＡは、白血球の表面に付いた表札のようなもので、14の種類があります。14のうち7種は父親から、あとの7種は母親からもらっています。さらに、14種の表札は、それぞれが違った文字の書かれたいくつもの種類をもっていて、全部で５００ぐらいあるといわれています。その中から選んで組み合わせを考えると、14種がそっくり同じという人は、ほとんどいないことになります。同じＨＬＡのセットをもつ人は、一卵性双生児だけしかいないのですから、これは、個体差を決める因子の一つとしてもっとも重要なものだといえます。

ＨＬＡは白血球の血液型と呼ばれますが、実はそのうちの6種のものは、全身の細胞にもついています。これがめいめいを区別する決め手になって、拒絶反応を起こすのです。ＨＬＡはまた、いろいろな病気に対するかかりやすさを決めていることも、知られるようになってきました。

ＨＬＡと関係のある病気は、今まで80ほど見つかっていますが、その具体例をいくつか紹介しておきましょう。ここにあるＤＲＷ53やＤＱＷ3などは、ＨＬＡの血液型を示しています。

ＤＲＷ53は慢性関節リウマチに、ＤＱＷ3は筋無力症に、Ｂ40・ＤＲ2は全身性エリテマトーデスに、Ｂ52は潰瘍性大腸炎に、ＤＲ5はバセドウ病に、ＤＲＷ8・ＤＲ4は若年性糖尿病に、ＢＷ54は川崎病にかかりやすいといわれます。たばこで肺ガンにかかる人は、特定のＨＬＡの持ち主だといわれます。

今まで問題にしてきた食塩と高血圧との関係も、ＨＬＡで説明されるべきものと私は考えます。高血圧のＨＬＡをもつ人は、食塩を減らしても高血圧対策にならない、ということです。結局、ＨＬＡは、身体の弱点を表す指標といえるでしょう。

ＨＬＡと病気との関連には、決定論的なものもありますが、多くは確率論的です。ということは、かならずその病気が起きるとは限りません。例えばＤＲＷ９の持ち主は、80歳代までに死亡する確率が高いといっても、90歳代まで生きる人が10パーセント近くいるという具合です。

私としては、この遺伝的要因からくる弱点を、どうやってカバーするかが問題になります。私の遺伝子レベルの分子栄養学は、この問題に対する対策として開発されたものといえます。ということは、食塩と血圧との間に相関のあるようなＨＬＡの持ち主でも、分子栄養学の方法によって、高血圧にならずにすむ確率が高くなるということにほかなりません。

ところで、食塩について考えるべきことは、ここまでに取り扱ったことばかりではありません。私たちは、日常の経験の中で、食道から込み上げてくる胃液を味わうことがあります。胃液がすっぱいのは、胃酸のせいです。胃酸とは塩酸のことですから、その原料は食塩です。だから、食塩が足りなければ、胃酸も十分に作れなくなるわけでしょう。このときは、食欲不振が起きるそうです。

日本では、敗戦前まで、海水を塩田に導き、太陽熱を利用して塩を作っていました。これは粗塩といって、塩化カリウムやヨードをたっぷり含んだ塩でした。だから敗戦前は、食塩を摂ることは、塩化ナトリウムばかりでなく、塩化カリウムやヨードをも摂ることでした。

敗戦後は、粗塩が姿を消して、イオン塩がこれにとって代わりました。これは、塩化カリウムもヨードも含まない、純粋な塩化ナトリウムです。だから、カリウムとヨードを補う必要があるわけです。どこかの国の旅客機の機内食で、ヨード添加と記した食塩が出たことがあります。

ナトリウムがカリウムより非常に多く体内にあるとき、カリウムを十分に摂ると、ナトリウムが追い出されて、バランスがよくなるそうです。粗塩を摂っていれば、こんな心配はいらないのですが。

そこで、私たちが一日にどれほどの食塩、つまりイオン塩を摂っているかが、一つの問題になってくるでしょう。食物に含まれているものと、調味のために加えられたものとをあわせると、アメリカ人では10グラム、日本人では14〜30グラムといわれます。食塩の一日必要量は5グラム以下のはずですから、アメリカ人も日本人も、食塩を摂りすぎていることになります。特に食塩を摂らなくても、野菜や肉に自然に含まれている塩化ナトリウムによって、その必要量がほぼ満たされているのを頭におくことが大事ではないでしょうか。

つまり、私たちは、食塩の摂りすぎを心配しなければならないのであって、足りないことの心配はいらないのです。

食塩の摂りすぎを特に心配しなければならないのは、扁桃炎で熱が出た場合です。このときは腎臓の負担が大きいので、食塩を減らしてやらないと、腎臓が溶連菌に侵されやすくなります。そうなると腎炎が起きてやっかいですから、扁桃炎で熱が出たら、すぐに減塩食に切り替えなければなりません。それでも腎炎になったら、1ヵ月は絶対安静が必要です。そうしないと、慢性腎炎が現れるので、しまいには人工透析のごやっかいになるおそれも出てきます。

日本人の食習慣の中には、みそ・しょうゆ・つけものなど、食塩をたっぷり含む食品がいくつもあります。たくあんは1切れで1グラム、みそ汁は1杯で1～2グラムの食塩を含んでいますから、もし食塩の摂取量を10グラムとすると、たくあん5切れ、みそ汁3杯を食べたら、あとは塩断ちをしなければならなくなるではありませんか。

理論上、成人の食塩の一日必要量は、2～3グラムということになっています。これは、たくあんなら3切れでよいことになるでしょう。それから考えると、私たちの日常が、ナトリウム過剰になっていることは確かです。だから、腎炎などの際に医師から示される減塩食でも、せいぜい10グラムにおさえるという程度でがまんすることになってしまいます。食パン1切れには0・5グラム、インスタントラーメン1袋には4グラムもの食塩が含まれているのですから、まったく気が許せません。

常識からすると、ナトリウム過剰にならない食事は、健康管理上の条件の一つになっているようです。しかし私は、そんなことを気にしません。甘いものも、塩辛いものも、どんどん食べることにしています。けれど、無鉄砲にそんなことをしているわけではありません。

小柳達男氏の『食品栄養学』(南江堂)の中に、一つの実験が紹介されています。それは、ネズミのエサに食塩をどっさり入れた実験です。この塩辛いエサを食べたネズミの肝臓を調べてみたところ、ビタミンB_2の蓄えがめっきり減っていることが分かりました。ナトリウム過剰の肝臓は、ビタミンB_2を蓄えられないということです。また、ビタミンB_2を十分に摂れば、食塩をたくさん摂っても、ビタミンB_2が肝臓に残るということです。そして実際には、ビタミンB_2は、食塩をさそい出して尿に捨てる働きをしていることになります。

＊1　横井庄一　（1915年3月31日～1997年9月22日）日本の陸軍軍人、評論家。太平洋戦争終結から28年目、アメリカ領グアム島で地元の猟師に発見された残留日本兵として知られる。

8　緑葉のはなし

　ここですすめる緑葉の話は、いわゆる緑葉野菜についてではありません。文字通り、緑の葉っぱの話をするつもりなのです。といっても、緑葉野菜をのけものにするわけではありません。

　草や木の葉は、生きている間は緑色をしています。それが、葉緑素クロロフィルのためだということは、どなたもご存じのことでしょう。クロロフィルが分解して緑色が消えるときは、葉が枯れるとき、つまり死ぬときです。

　クロロフィルをもつ葉緑体では、光合成という化学反応が行われています。大気中から取り入れた二酸化炭素と、根から吸い上げた水とを原料にして、光のエネルギーを利用して、ブドウ糖を作るのです。緑葉は、そのブドウ糖を原料にして、さまざまな物質を作ります。その種類は、２０００種にものぼるといわれます。

　緑葉の中には、葉緑体があるばかりではありません。「液胞」という袋もあります。緑葉が作る２０００種もの物質は、この袋にため込まれます。春から夏へと、日光が強く気温の高い季節に、このような物質の生産は盛んになり、液胞はだんだん膨らんできます。その量は、葉が枯れようとする前に最高になります。

いうまでもないことですが、植物は、私たちと違って尿も糞も出しません。だから、そのような廃棄物も、液胞につめ込んでしまいます。液胞の中では、植物にとって必要なものも、必要でないものも、いっしょくたになっているわけです。

液胞に蓄えられる物質は、大きく分けると3種類になります。テルペノイド・フラボノイド・ポリフェノールです。テルペノイドはテレビン油の仲間、フラボノイドは黄色い色素の仲間、ポリフェノールは石炭酸の仲間だといっておきましょう。

テルペノイドに入る物質としては、ビタミンE・カロチン・キサントフィルなどがあります。また、クロロフィル・ビタミンK・ユビキノンなどもあり、ステロイドもあります。

カロチンにはアルファ・ベータ・ガンマと3種類があり、キサントフィルにもたくさんの種類があります。そして、カロチンとキサントフィルとをあわせて、「カロチノイド」といいます。キサントフィルは、カロチンの分子に酸素がくっついた形のものです。イチョウの黄葉はみごとな金色をしていますが、あれはキサントフィルの色です。

ニンジンやカボチャのオレンジ色は、カロチンからきています。だから、カロチノイドは、黄系統の色素ということになります。この色素は、日光に当たると、その色の光を吸収します。そして、クロロフィルつまり葉緑素は、緑色の光を吸収します。結局、カロチノイドは、クロロフィルと協同して、オレンジ色から緑色までの光を吸収するわけです。光はエネルギーの一つの姿ですから、光を吸収することは、エネルギーをつかまえることと同じです。

先ほどお話しした光合成に利用されるエネルギーは、こうして、クロロフィルとカロチノイドとによってつかまえられることになります。

フラボノイドは、カロチノイドと違う黄色い色素の仲間で、これにも2000種以上の種類があります。しかし、そのすべてを一つの植物がもっているわけではありません。そして、それぞれのフラボノイドには、特有の生理作用があります。漢方薬にはいろいろな植物が使われますが、その効果は、主にそこに含まれるフラボノイドによるといわれています。

紅茶はきれいな赤い色をしていますが、この色は、フラボノイドとタンニンからきたものです。紅茶にレモンを入れると色が薄くなるのは、レモンのクエン酸で、フラボノイドの色がさめたことによります。紅茶のフラボノイドには、利尿作用があるといわれます。

ポリフェノールも、いろいろです。先に挙げたタンニンは、その仲間です。

緑葉には、枯れると褐色に変わるものがあるでしょう。ポリフェノールは、自然の化学変化で褐変するのです。クヌギやナラの葉が、秋になって茶色になるのは、タンニンというポリフェノールのしわざだと考えてよいのです。

緑茶の渋い味が、タンニンによることはご存じでしょう。お茶の葉には、タンニンがたくさん含まれているのです。植物の葉がタンニンを作る主な目的は、虫よけのためだと考えられています。それは、次のようなことです。

「あるところに、大きなカシの木がありました。その葉が、すっかり虫に食われてしまったことがありました。ぼうずになった大きなカシの木は、次の年に新しい芽をふいて、青あおとした葉を茂らせました。

ここにまた、たくさんの虫がつきましたが、どうも以前ほど食べっぷりがよくありません。新しい葉にはタンニンがたっぷり含まれていて、味が悪いのです。それに、タンニンは腸の吸収を妨げます。そういうわけで、虫の発育がよくありません。カシの葉につく虫はガの幼虫ですが、その幼虫の育ちが悪いのです」

茶畑の茶つみ風景は、初夏の風物詩とされています。はじめに1枚の葉がつまれると、その葉はテルペノイドを出して、周りじゅうの茶の木にそのことを知らせます。それで、どの葉もタンニンを作ります。このコミュニケーションの範囲は、500メートルにおよぶといわれますから、驚きです。

そんなわけで、私たちは、緑茶の渋い味を楽しむことができるのです。

私たちにとってのタンニンは、活性酸素の除去ということで、大きな価値をもっています。タンニンにそれを期待するためには、その分子が腸壁を通り抜ける大きさでなければなりません。昔から、お茶を入れるときにはぬるいお湯を使いますが、こうすると、タンニンの分子が小さくなり、腸を通り抜けて血液に入ってくれます。お湯が熱いと、タンニンの分子が重合して大きくなり、腸壁を通り抜けられなくなるのです。

活性酸素については、本シリーズ①『分子栄養学のすすめ』（167ページ以下）に書いておきましたから、ここでは説明をはぶくことにします。ひとくちでいえば、それは酸化力の特に高い酸素のことです。

植物の葉が作る物質としては、このほかに「アルカロイド」があります。これは、アミノ酸から誘導されるアルカリ性物質の総称といってよいでしょう。

アルカロイドとしてよく知られたものには、モルヒネ・コカイン・キニーネなどがあります。アルカロイドの種類は、２５００以上といわれますが、モルヒネはケシの実、コカインはコカの葉、というように、それぞれ特別な植物に限って存在するのが特色です。

植物にとってのアルカロイドは、害虫対策なのでしょうが、私たち人間にとってのそれは、少量でも大きな生理作用を表すものが多い点が目立ちます。人間が利用するアルカロイドには、たばこのニコチンや、強心剤に用いるジギタリスがあります。

緑葉が作る物質は、このようにいろいろですが、アルカロイドでなくても、人体に生理作用をおよぼすものがたくさんあります。それを利用したのが漢方薬だといえばそれまでですが、ここには未知の領域が広がっていると思います。

活性酸素が、成人病をはじめとするもろもろの病気から、老化までの原因と考えられるようになると、活性酸素を除去する物質、つまりスカベンジャーが脚光を浴びることになります。そして、いろいろなフラボノイドに、スカベンジャー効果のあることが分かってきました。

植物の多くは、強い日光を浴びて生きていかなくてはなりません。日光の中には紫外線がありますが、これは大気中の酸素を活性化して活性酸素を作るはずです。一方、植物体内での代謝においても、活性酸素の発生を伴うものがいくつもあります。

そういうわけで、緑葉は、常に活性酸素におびやかされているのです。だから、緑葉にスカベンジャーが用意されていないわけはないと考えられます。緑葉のもつカロチン・キサントフィル・ビタミンC・ビタミンEなどがそれです。

そしてさらに、フラボノイドの中にも、ポリフェノールの中にも、スカベンジャーとして働くものがあることが分かってきました。

しかし、そのために葉菜類の食品としての価値が上がったかというと、ことはそう簡単ではないのです。というのは、そのフラボノイドが、「配糖体」の形をとり、しかも重合して、とても大きな分子になっているからです。ここで配糖体といったのは、糖質と結合した物質を指しています。

分子が大きいということは、腸壁を通り抜けられず、結局は血中に吸収されないことを意味します。だから、人間がそれを利用するためには、分子を小さくする必要があるわけです。

普通の調理法で菜っ葉などをいくら食べても、そこからスカベンジャーを摂取することはできません。フラボノイド配糖体を人間が利用できるぐらいに低分子化するためには、いろいろ複雑な方法を使わなければならないのです。方法としては、フラボノイド配糖体を含んだ緑葉を焙煎（煎ること）したり、麹で発酵させたりします。

低分子化したフラボノイド配糖体を食べると、活性酸素が除去されるので、炎症による痛みがなくなるとか、身体が軽くなるとか、自覚できるような変化を経験することができます。また、ガン・脳卒中・心不全・老化などの予防もできているはずですが、残念ながらそれは自覚できません。そのような現象は、身体の中ではざらに起きていることなのです。

緑葉の作った物質として、今話題になっているのが、イチョウ・フラボノイドです。イチョウは、恐竜のいた時代からある、とても古い木です。そのためでしょうが、イチョウの葉は、ほかの植物の葉が作らないような、特別なフラボノイドをもっています。だからこそ、これが話題を呼んでいるのです。

チベットといえば、ヒマラヤのふもとにある古い国ですが、そこのお寺に住むラマ僧は、昔からイチョウの葉を長寿の薬として使っているそうです。中国の毛沢東も、イチョウの緑葉の抽出物を愛用した、という話が伝えられています。

イチョウ・フラボノイドは、変わっています。2分子が重合した二重フラボノイドの形をとっています。それがまた、1種類だけではなく、数種類のものが知られています。

イチョウの葉の二重フラボノイドには、ほかの植物の緑葉フラボノイドのようなスカベンジャー効果のほかに、いろいろな生理作用があります。そのために、ドイツやフランスなどでは、あらゆる医薬品の中で、トップの売上げを示しつつあります。

日本やアメリカの薬事法だと、緑葉エキスのようなものは薬品として認められることはありませんが、ドイツやフランスでは、これが医師の使う医薬品として認められているのです。そのために、これらの諸国では、イチョウ葉エキスに関する研究論文がいっぱい出ています。

恐竜のいた時代、イチョウの木は地球上に広くはえていたそうです。ところが、その範囲はだんだん狭くなって、今では日本と中国と朝鮮半島だけにしかみられないようになってしまいました。

しかし、イチョウ葉エキスの効果が知られるようになってから、アメリカやヨーロッパの諸国で、数年前からその栽培が行われるようになりました。やがて日本でも、このブームに火がつくかもしれません。

すでに書いたように、緑葉の中の液胞は、枯れる前に一番大きくなります。だから、イチョウの葉をつむのは、黄色くなる3日前ぐらいが一番よいそうです。そしてまた、日本の関東地方のものが、量も多く、質がよいといわれています。

ところで、イチョウ・フラボノイドの生理作用の第一は、循環の改善です。動脈も、静脈も、毛細血管も、太くなるというのです。毛細血管の場合、太くなるばかりでなく、折れ曲がったものがぴんと伸びるそうです。

血管拡張剤として知られる薬はいろいろありますが、どれも副作用をもっています。ところが、イチョウ・フラボノイドには、副作用がありません。これは、実験で確かめられている偉大な発見といってよいことです。

イチョウ・フラボノイドの循環改善作用には、もう一つの別の面があります。それは「副血行路」を開通する働きです。

つまり、イチョウ・フラボノイドは、血管の拡張と、副血行路の開通という二つの作用によって、血行を改善する働きをするということです。

脳とか、心臓とか、大腿とかには、副血行路と呼ばれるバイパスのようなものがあります。これはふだんは閉鎖されていて、本血行路に梗塞が起きたときに開通するのが普通です。

この本血行路がつまったとき、副血行路が開いて、血行が止まらないようにするしかけが副血行路というわけです。むろん、本血行路が閉じて副血行路が開くまでには、数時間の循環停止があります。

なお、副血行路のよく発達した人と、そうでない人とがあることにもふれておきましょう。結局、イチョウ・フラボノイドを摂取すると、皮膚温も筋肉温も上がり、脳梗塞や心筋梗塞のダメージを少なくすることになるのです。

また、視力や聴力を改善するという効果もあります。イチョウ・フラボノイドが、老化予防になるといわれて高齢者に喜ばれるのも、当然だというべきでしょう。

ドイツやフランスの研究者によれば、イチョウ・フラボノイドには、意欲の増強・情緒の改善・協調性の強化・好奇心の拡大などが期待できるということです。まさに、老化予防というたい文句がさそい出される思いがするではありませんか。

ところで、イチョウの緑葉には、テルペノイドも含まれています。最近のドイツでの研究によれば、これがアレルギーによいということです。

これについて、一つの具体例を紹介しましょう。

知りあいの女性が、ひどいうるしかぶれにやられました。皮膚がほてって、かゆくて仕方がありません。彼女は、苦しまぎれに、手もとにあったイチョウ葉エキスを飲んでみました。すると、5分ばかりで、かゆみも何もすっかり消えたのです。それは、翌日ぶり返しましたが、やはりイチョウの一発で治りました。うるしとイチョウの合戦のおもしろさを思います。

イチョウの緑葉の成分による効果として、私の耳に直に入ったものはいくつもありますが、夜トイレに起きる回数が減った、脚の静脈瘤がよくなった、身体が軽くなったなど、顕著な自覚を伴う例が数えきれないほどです。

緑葉の独占というわけではありませんが、植物は、あの手この手とさまざまな活性酸素除去物質、すなわちスカベンジャーをもっています。それは、ビタミンC、テルペノイドに属するビタミンE・カロチン・キサントフィル、フラボノイド、ポリフェノールなどです。このようなものを積極的に食生活に取り入れることが、活性酸素を頭においた知恵ということになるでしょう。

カロチンのためには、ニンジン・カボチャなどを食べたいものです。ニンジンやカボチャのカロチンは「ベータカロチン」ですから、その1分子は、2分子のビタミンAに分かれることができます。このビタミンAもまた、スカベンジャーになるのです。

キサントフィルのためには、鶏卵・たらこ・すじこ・サケなどを食べるのがよいでしょう。これらのものの色は、キサントフィルからきています。

ポリフェノールのためには、緑茶のタンニンもよいけれど、ゴマが最高だと思います。ゴマには、いろいろなポリフェノールが含まれていますが、それを焙煎すると、その種類が増えるばかりでなく、低分子化が行われることもあって、スカベンジャー効果が大きくなります。

ビタミンCやビタミンEは、食品を当てにするのではなく、そのものを積極的に摂るのが理にかなっているというのが、分子栄養学の考え方です。

いずれにしても、活性酸素の害が明るみに出た今、それの除去を考えに入れた食習慣を定着させることが、高齢化社会の要求とならなければなるまい、と私は思っています。

毎日決まって、私は、ハトムギや玄米などのフラボノイド、緑茶やゴマなどのポリフェノールを低分子化した製品を、健康管理の一つとして使っていますが、これらのものは、慢性関節リウマチのような自己免疫病対策としても有効なことが知られてきました。長年のひざの痛みが、みる間に取れたという例もあります。

活性酸素は、私たちの身体中に発生しているわけですから、もっともっと緑葉のお世話にならなくては損だということになるでしょう。

9　食物繊維のはなし

食物繊維は大事なものだ、それを忘れるな、という大声が上がったことがあります。今では下火になったとはいえ、まだくすぶり続けているようです。食物繊維とは、そのような大騒ぎに値するものなのでしょうか。

私の本棚に、パーボ・アイローラという人の書いた『健康法』（ハウ・ツー・ゲット・ウェル）という書名の、りっぱなハードカバーの本があります。表紙には、50万部が売れたということ、著者は栄養学と自然治癒に関する世界的権威者であること、この本によって健康の回復・老化の予防・寿命の延長を学ぼうという呼びかけなどが記されています。

この本は、何十人かの食品関係の人たちが団体を組んで、アイローラの大学の研究室へ研修に行った知人からみやげとしてもらったものでした。もう1人の知人は、「アワやヒエを食えと言われたが、そんなものが日本で手に入るだろうか」と、疑問を私にぶつけました。パーボ・アイローラは、食物繊維騒ぎに火をつけた重要人物だったのです。

この『健康法』という本の特長は、あらゆる病気を取り上げて、それぞれについての栄養指導を具体的に述べているところにあります。私は、インシュリンの注射の欠かせない糖尿病患者なので、糖尿病のところを読んでみました。

最初に食事指導があって、そこには、精白しない天然のソバ・キビ・カラスムギを食べるようにとあります。私は、そのような食品を全然摂っていません。ビタミン・ミネラルについての指示もありますが、これは私に納得できるものです。ここで、食物繊維が強調されていることにお気づきでしょう。

このアメリカ研修ツアーから1年ほどあとで、パーボ・アイローラは脳卒中で亡くなりました。まだ50歳代の若さでした。これは、彼の食物繊維偏重の健康法が失敗したものといわなければならないでしょう。

彼は、自分の健康法で脳卒中は防げると思っていたでしょう。そしてまた、私もまさに彼と同じ心境です。ところが私は、脳卒中になる気配をみていません。私は、食物繊維をつとめて摂ろうなどと思ったことがないのです。

食物繊維の研究の先駆けとなった人は、実はアイローラではなく、トロウェルとバーキットの両人です。これについては、坂田隆氏の『大腸・内幕物語』（講談社）を参考にして書くことにしましょう。

トロウェルは、30年も東アフリカで医師として働いた経験の持ち主です。彼は、大腸の病気がアフリカではヨーロッパよりずっと少ないことを取り上げて、その原因が食物繊維の摂取量の違いにある、と発表しました。１９６０年のことです。

またバーキットは、「バーキットリンパ腫」の発見によってその名を知られた世界的なガン学者です。彼は、アフリカでの体験から、次のような結論を導きました。

「食品に手をかけすぎると、どうしても食物繊維を取り除くことになる。そうすると、大腸ガンが発生しやすくなる」

食物繊維と大腸の病気との関連について、トロウェルとバーキットとは、同じような見方をしました。このような調査、つまり疫学調査は、食物繊維と大腸との生理的ないし病理的な関係をつきつめたものではありませんから、疑問の余地を残しています。私にしても、大腸の病気は嫌だから食物繊維をせっせと食べよう、などとは考えません。私の頭は、そういうふうにできてはいないのです。

この人たちの考え方には、いくつかのまずい点がありますが、その一つは、食物繊維にはいくつかの種類があるのに、それをごっちゃにしていることです。食物繊維は、種類が違えば、分子構造も違い、腸の中での働きも違います。

食物繊維の第一のグループは、「セルロース」です。これは、日本語では「繊維素」といいます。これはふすま、つまり穀物の皮の部分です。

セルロースは、植物体の3分の1を占める大切な物質で、ブドウ糖分子が3000から10000も重合した多糖体です。これが、地球上でもっとも多い炭水化物となっています。

セルロースは、水に溶けないこともあって、腸内細菌によって分解されることがあまりありません。結局、その働きは、食物の栄養分を薄めることと、毒物を吸着して血中に取り込ませないことの、二つになってしまいます。アイローラは、ソバだのキビだのヒエだのをすすめましたが、これは、結局セルロースをすすめたことになります。だから、その意義は大したものではありません。

食物繊維の第二のグループは、「ペクチン」や「ガム類」です。これらはセルロースとは無縁の化合物で、水によく溶けます。そして、レモンの皮や、リンゴなどにたくさん含まれています。ペクチンにはねばりけがあるので、舌ざわりをよくするために、ジャムに添加されます。

ペクチンもガム類も、小腸を素通りして大腸まで行きます。そこで、腸内細菌に食べられるわけです。つまりこれらは、腸内細菌の栄養物質としての役割をもっているのです。

食物繊維の第三のグループは、フルクトオリゴ糖や還元麦芽糖などのノンカロリー甘味料で、天然のものもありますが、多くは化学製品です。どれも水溶性のもので、どこからみても繊維とはいえない物質です。

フルクトオリゴ糖は、前に説明したように、はちみつの甘味の一部になっています。この仲間も、小腸を素通りして大腸へ行くので、食物繊維と呼ばれるのです。

食物繊維最後の第四のグループは、デンプンです。デンプンは、私たちの主食となっている米や麦の主成分ですから、食物繊維に入れるのはおかしいといえるでしょう。しかし、そのデンプンも、量や種類によっては小腸で消化吸収をされずに大腸まで行くので、食物繊維の性格をもつようになります。それがつまり、第四グループの食物繊維ということになるのです。

こうなると、食物繊維とはいったいなんだ、という疑問が起きます。そこで『大腸・内幕物語』を見ると、「人間の消化酵素では消化できない食物成分」というような定義になっています。大腸の側からみれば、この定義はすじが通っているのでしょう。この定義が繊維にこだわっていないところが、おもしろいと思います。

食物繊維と呼ばれるものが、小腸で消化作用を受けることなく、そのまま大腸にたどりつく物質を指すことは分かりました。では、食物繊維は大腸へ行って、どんな働きをするのでしょうか。

アイローラは、糖尿病患者に、食物繊維のうちのセルロースをすすめました。これによって、どんなことが起きるかを考えることにしましょう。

たいていの食物繊維は腸内細菌のエサになりますが、セルロースはきらわれもので、腸内にペクチンのような好物があれば、セルロースは食べてもらえず、そのままトイレ行きになってしまいます。しかし、ほかにエサがなければ、セルロースにくいつきます。

このとき、セルロースには、酢酸発酵が起きるのです。つまりセルロースは、細菌の働きで、酢酸に変わるのです。そして、これが血中に入ることになります。ところで、酢酸には血糖値を下げる作用があります。そこで、糖尿病は血糖値が高すぎる病気だから、食物繊維は糖尿病によいという話になるわけです。

食物繊維と糖尿病との関係は、これだけではありません。食物繊維の中には、ペクチンやガム類のように粘性の強いものがありますが、これはブドウ糖が小腸の壁にたどりつくのを遅らせます。また、粘性の強い液の中のデンプンは、消化が遅れます。結局、このような条件のもとでは、糖質を食べても、ブドウ糖がすみやかに血中に入ることができないから、食後の血糖値の急上昇が起きないことになるのです。

一方、食物繊維を摂る人には大腸ガンが少ない、という話があります。トロウェルやバーキットがこれに目をつけたことは、前に書きました。これについては、ネズミに発ガン物質を与えた実験があって、それが参考にされています。その結果によると、セルロースを与えるとガンが起きにくく、ペクチンを与えるとガンが起きやすいことが分かりました。

この違いは、発酵とむすびつけて考えられています。ペクチンは発酵しやすいのですが、発酵がどんどん起きると、そこの腸の粘膜で細胞分裂が盛んになります。それだからガンになりやすい、という説明がなされているようです。

セルロースやペクチンなどが発酵すると、酢酸や酪酸などの低分子の脂肪酸ができます。これに、腸の細胞を分裂させる作用があるのです。

酢酸といえば合成酢の成分ですが、これには、細胞を増殖させたり、血糖値を下げたりする働きがある、ということが分かってきました。酢酸には、ブドウ糖を脂肪にする代謝をうながす働きがある、という説を唱える人もいます。

大腸というところは、そこに運ばれてくる便のもとに含まれる水を吸い取るのが役目です。その水の量は一日1リットルだといいますが、この水の吸収には、たくさんのエネルギーがいります。そのエネルギー源は、小腸から流れてきたブドウ糖のほか、細菌の作った酪酸が主だといわれています。このエネルギーが十分でないと、水が余るので、下痢になります。

抗生物質を飲むと下痢が起きることがありますが、それは、このことを考えればよく分かります。抗生物質で細菌が死ぬと、酪酸ができなくなるので、水の吸収がうまくいかなくなるのです。

食物繊維といえば、サツマイモを食べるとおならが出る、という現象を思い出す人がいるでしょう。おならの大部分は二酸化炭素ですが、このガスは、細菌が食物繊維に働いて作るもののほかにもあります。それは、酪酸や酢酸などの低分子脂肪酸が大腸の壁に吸収されるとき、入れ替わりに出てくる二酸化炭素があるということです。おならがよく出るのは、大腸がよく働いている証拠だといえないこともないのです。

それはそれとして、食物繊維を全然食べなかったらどういうことになるでしょうか。もっとも、断食をするとか、病院で栄養点滴を受けるとかでもないと、こんなことは起きませんが。

このような状態では、腸内細菌は、流れてくる膵液《すいえき》や胆汁、大腸の分泌する粘液、腸壁からはがれ落ちた細胞のほかにはエサがこなくなり、その活動は衰えてしまうでしょう。そうなると、小腸や大腸の細胞の分裂が衰え、粘膜の退行が起きてしまいます。つまり、大腸の機能は低下してしまうのです。

ここに食物繊維を送り込むと、かなりの混乱が起きますが、８週間ぐらい経てば元のようになるそうです。

なお、断食しているときにも便は出ますが、それは、たいていは下痢便です。なぜかというと、酪酸がないために、水分の吸収ができないせいです。断食や栄養点滴のときにみられる黒ずんだ便は、その大部分が細菌の死がいにほかなりません。ぞくに宿便といわれているものも、細菌の死がいです。大腸の中に古い便がたまることは、腸閉塞以外にはあり得ないのです。

また、牛乳を飲んで下痢をする人がいますが、これは、乳糖分解酵素がない場合だと思います。こういう人は、乳糖が大腸へ行って、そこの細菌が酪酸を作るのをじゃましているのではないでしょうか。

腸内細菌が作り出す酪酸などの低分子脂肪酸の量は、膨大なものです。基礎代謝量とは、安静にしているときのカロリーの必要量ですが、一日１００グラムの食物繊維を摂れば、基礎代謝量がまかなえる計算になる、と坂田氏は書いています。

さて、今まで食物繊維と腸内細菌との関係、そして腸内細菌と大腸との関係をみてきましたが、結局、食物繊維とは何かという問いに対する答は、腸内細菌のエサだということになります。そして、腸内細菌は何をしているかといえば、その一番大きな役割は、大腸の中の水分やガスなどを吸収することだといえます。

腸内細菌には、ビフィズス菌のように有用なものもあり、ウェルシュ菌のように有害なものもあるのに、これまでの常識では、有用な菌の効用ばかりが強調されてきたようです。ところが、坂田氏はこの常識には賛成していません。テレビなどのコマーシャルにうかうかのるな、ということのようです。

最後に、腸内細菌のもう一つの役割について書きます。腸内細菌が作る物質として、私たちは、酢酸や酪酸があることを知りました。そのほかに、ビタミンB_1・B_2・B_6・B_{12}・K・ビオチンなどがあることが知られています。

10　シイタケのはなし

牛でも、ニワトリでも、ネズミでも、ゴキブリでも、チョウでも、その生活の中身をみると、最大の問題が食物探しであることが分かります。人類だって、原初の時代にはそうだったに違いありません。農作物を作ったり、家畜を飼ったりするのはずっとあとのことで、はじめは自然のものを探して、手に入るものなら何でも口に入れたことだろうと思います。キノコはすごい早さで育つものだし、よい香りのものがあり、形も悪くないので、多くの人が口に入れたに違いありません。

キノコには毒のあるのもないのもありますが、その見分け方は、おそらく昔の人の常識になっていたことでしょう。とにかく、キノコは大昔の人の大切な食物になっていたはずだと考える学者が多いようです。そして、その中にシイタケがあったのです。

キノコに詳しい森喜作氏によれば、シイタケの原産地は、台湾の玉山《ユイシャン》（新高山）やニューギニアのスカルノ峰で、その胞子が風にのって日本にきたのだそうです。日本でシイタケが自生している土地は、九州の祖母山を中心とする地域をはじめとして、四国一帯・静岡・帯広などで、そのあたりの人は、昔からシイタケを珍重していたという話です。

今では、いつでもどこでもシイタケを手に入れることができますが、これは、森喜作氏がシイタケの栽培法を発明してくれたおかげにほかなりません。森氏は、シイタケの世界的権威者ですが、もう亡くなっています。

シイタケには、薬理作用があるとされていますが、その主役は「エリダデニン」だといわれます。それは、東北大学の金田尚志《たかし》教授がシイタケから抽出した物質です。

エリダデニンはアミノ酸の一種で、血中のコレステロールを追い出す作用が見つかっています。これは、シイタケを食べたネズミの糞にコレステロールが多いことから分かったことです。

これは動物実験の話ですが、国立栄養研究所では、看護学院の女子学生のべ420人と、老人ホームの高齢者40人を対象として、人体実験をやってみました。ほしシイタケ9グラムと、生シイタケ90グラムを、毎日の食事に加えてみたのです。これを1週間続けたところ、女子学生では6～12パーセント、高齢者では7～15パーセントの、血中コレステロール値の低下をみることができました。むろんこれは、エリダデニンの効き目と考えられました。

コレステロールと呼ばれる脂質は、細胞膜に含まれて、その構造を安定化させる役目をおっているばかりでなく、性ホルモンや副腎皮質ホルモンなどのステロイドホルモンや、ビタミンDの原料として、なくてはならないものです。だから、血中コレステロール値の低いことがよいと簡単に考えるのは、賢明ではありません。これについての詳しいことは、本シリーズ⑤『成人病は予防できる』に書いてありますので、それをお読みください。

あげ足取りをするつもりはありませんが、森喜作氏の『しいたけ健康法』（光文社）の中には、こんなことが書いてあります。

「血液中の総コレステロールは、1デシリットル中200ミリグラムくらいの濃度が普通の状態で、糖尿病・腎疾患・黄疸・甲状腺機能低下などの際に増加します。もしコレステロールを除去することができれば、これらの病気の治療にも役立つはずです」

彼は、糖尿病に肝炎を併発して、69歳で亡くなりました。私の考えによれば、シイタケでも何でも、たった一つの食品で病気がよくなったり治ったりするはずはありません。私はシイタケを特に食べていなくても、血中コレステロール値は正常です。そして、インシュリンの注射を欠かすことのできないほどの糖尿病患者なのです。

糖尿病患者の血中コレステロール値については、山村雄一大阪大学教授の研究があって、それが彼の『病理生化学』（岩波書店）に記されています。ネズミを使っての実験によれば、糖尿病にかかると血中コレステロールの排出は悪くなりますが、それはほんのわずかなので、高コレステロール食をしない限り、血中コレステロール値の上昇はみられないそうです。

健康法を説く人が、健康をそこねて早死にする例は、まれではありません。いや、むしろそういう例はあまりに多いのです。それは、健康管理というものが、オールラウンドの科学を駆使して初めて可能になる、ということにほかなりません。シイタケにこる、食物繊維にこる、玄米にこる、自然食にこる、ニンニクにこる……。それだけではどれもだめです。それを言いふらすのも、こるのも自由ですが、そのことが健康レベルの向上に役立つと考える根拠はないのですから、その結果がどうなるかはまったく分かりません。

シイタケの第一のメリットがエリダデニンであったとしても、その価値が大きなものだとは思いません。だから私は、シイタケ、シイタケと騒ぐこともないのです。むろん、シイタケが出てきたら喜んで食べますが、それはおいしいからだけのことで、栄養的に何かの期待をもつからではありません。

シイタケの効用に目をつける人は、ドンコと呼ばれる、かさの開かないものがよいといいますが、これには一理があります。シイタケの胞子にはウイルスが寄生していますが、かさの開いたものでは胞子がどこかへ飛んでいってしまっているので、このウイルスもいないわけです。

人間の身体には、ウイルスの増殖に干渉する物質「インターフェロン」を作る働きがあります。風邪をひいたときや、ウイルス性肝炎にかかったときなどには、ウイルスが細胞にもぐり込みます。すると細胞は、このウイルスが増えないようにインターフェロンを作るのです。インターフェロンという物質は、ウイルスの種類を選ぶことなく、それの増殖に干渉することになっています。

私たちがドンコを食べると、その胞子についているウイルスが、人間の細胞にもぐり込みます。そして、インターフェロンを作らせます。胞子に付いたウイルスは、人間には悪さをしないから、インターフェロンができただけ得をした、と考えることができるでしょう。ただしこれは、私たちが実際にそのウイルスに感染したときの話です。

シイタケの胞子は、丈夫なカプセルに包まれています。このカプセルがこわされなければ、胞子は、ウイルスをかかえたままトイレに流れてしまいます。ところが、このカプセルを消化できる人と、できない人がいるそうです。そこで森氏は、シイタケのウイルスに期待するならば、シイタケのエキスを飲むように、と言っていました。

このインターフェロンの働きの一つとして、「ナチュラルキラー細胞」（ＮＫ細胞）の賦活《ふかつ》化という現象が知られています。ＮＫ細胞は免疫担当細胞の一種で、ガン細胞の膜に穴を開けてそれを殺す作用もあるところから、ありがたいものだとされています。ただ、森氏は１９７７年に亡くなっているので、ＮＫ細胞についての知識はなかったはずです。

それはそれとして、シイタケの胞子についているウイルスのような無害のウイルスは、私たちの身体には１００種以上も住みついているのですから、これだけを取り立てていうのはどうか、と考えます。そうなると、シイタケの価値を高くみるのは錯覚ではないか、という気がしてくるではありませんか。

食品成分表によれば、シイタケに期待できる栄養素は、タンパク質・炭水化物・カルシウム・リン・鉄などで、炭水化物のうちのセルロースは、生シイタケ１００グラムの中に０・６グラムもあります。ビタミンは、B_1・B_2・B_6・B_{12}・ニコチン酸などです。

私たちは、風味や舌ざわりがよいからシイタケを食べる、としておくのが無難ではないでしょうか。

森氏は、シイタケで糖尿病が治ると思い込んでいましたから、これをふんだんに食べたことでしょう。ところが、シイタケのタンパク質は、プロテインスコアが18と飛び抜けて低く、非良質タンパクの代表みたいな食品です。そのために、彼の食生活は、低タンパクにおちいっていただろうと思います。

低タンパクでは、肝臓がやられるのです。

私は、健康管理というのは一つの科学だと思っています。だから、科学の頭で考えないと、しくじりかねないのです。

科学というものは、いえ、学問というものは、客体から情報を取り出すだけではまずいのです。森氏の場合、客体、つまり研究の対象物はシイタケでした。そして、シイタケからエリダデニンやウイルスを取り出し、そこから知識、すなわち情報を取り出しました。

カントといえば歴史上の大哲学者ですが、彼は、学問というものは、客体から取り出した情報を組み立てて作られるものではないと言いました。そして、頭の中で客体を作るべきものだと言いました。

健康管理を取り上げるとき、問題になる客体は人体です。人体の仕組みを頭の中で組み立てて、それについて健康管理を考えるのでなければ、それは学問にならない、とカントは言っていることになります。

私の分子栄養学では、人体という客体を遺伝子ＤＮＡが支配するものとしています。すると、ＤＮＡがどんな栄養素をそれぞれどれだけ必要としているか、という問題を解けば、健康管理のための栄養条件が明らかになるわけでしょう。

ある栄養素がどれだけ必要かは、人によっても、状況によっても違うので、決定的なことはいえません。そこで、ゆとりをもってその量を決めることになります。

これが、私の健康管理の方法ですから、カントも喜んでくれる、まったく学問的・科学的なものといえるでしょう。

そのような私の立場からすると、シイタケの過大評価には同意しかねる、ということです。

〈解説〉

『しいたけ健康法』の主張は、今日では、アガリクスが引き継いでいるようにみえます。

キノコの成分が、免疫力を高めてガンに対抗するという話は、１９６０年代からありました。そして実際に、カワラタケやスエヒロタケなどから取り出した成分が、その目的で医薬品の仲間入りを果たしました。

キノコのこの成分は「β－グルカン」と呼ばれる多糖体とされています。この名前は、新聞や雑誌などの広告欄にひんぱんに登場し、ガンに効くというイメージをふりまいていることをご存じでしょう。中でも「アガリクス」というキノコの名が目を引きます。ただしアガリクスは、アガリクス属というキノコのグループに属している37種を指す呼び名で、この中にはマッシュルームも加わっています。特に抗ガン食品として売り出されているアガリクスは、その中の「ヒメマツタケ」や「カワリハラタケ」と呼ばれるもので、もともとはブラジルからもち込まれ、その後、人工栽培されるようなりました。

アガリクスの効用をうたう人によれば、β-グルカンの構造に特徴がある、タンパク質に結合しているので吸収されやすいなどというのですが、そもそもキノコ多糖体には、α-グルカンもありペプチドグルカンもあり、その上未知の成分が有効などといわれたりする中で、「メシマコブ」というキノコが、こちらが本命だ、と名乗りを上げています。しかし、アガリクスと、ほかのキノコとの効用を比較したデータがないことが、疑問を生みます。

かつて国立ガンセンター研究所でスタートした、キノコの抗ガン活性研究にたずさわって以来、キノコ博士というあだ名を頂戴するほどの研究歴をもつ池川哲郎氏は、アガリクスを評価していません。キノコ博士が手がけたキノコ研究は、サルノコシカケやメシマコブやシイタケから始まり、約100種にもおよびました。もちろんアガリクスももらしてはいません。ところが、その抗ガン活性は、ほかのキノコにおよばなかったのです。その上「過酸化脂質」というやっかいものが、血中に生じてしまいました。

キノコ博士は、長年の研究結果から、もっとすぐれた抗ガン活性が、身近なキノコにかくれていることを発見したというのです。それはエノキタケやブナシメジでした。エノキタケなどの食用キノコには、抗酸化作用を表す成分があり、ビタミンCに負けない効力を示しました。長野県で行われた疫学調査では、エノキタケをよく食べている生産農家の人たちのガンでの死亡率は、長野県全体に比べて約43パーセントも低かったのです。

宣伝の言葉には、簡単にのるわけにはいきません。

11　ニンニクのはなし

ニンニクという言葉を聞くと、私は、アメリカでガーリック博士と呼ばれた北原怜《さとし》博士を思い出します。彼は、ニンニクエキス配合の滋養強壮剤の発明者で、いつも習慣的に、ニンニクエキスをスポイトで口の中にたらし込んでいました。この強壮剤は、ニンニクからアルコールに溶ける成分を抽出したものだと思います。

私は、何回か彼と講演旅行をともにしたことがあります。私は毎日きちんと2回、配合タンパク・ビタミン・ミネラルを摂ることにしていますが、彼はそういうものをたずさえていません。その代わり、しきりにニンニクエキスをやるのです。なお、配合タンパクの量は、その日に食事から摂ったタンパク質の量を、プロテインスコア100のものに換算して決めることにしています。むろん、ストレスのレベルも考慮に入れるのです。

この違いが現れたといったら早計でしょうが、彼は、沖縄へ講演に行ったとき、突然、心不全を起こして亡くなりました。50歳になったばかりの、惜しい友人でした。彼は、ドイツで勉強し、アメリカのアイオワ大学講師となり、胃潰瘍の研究でかなりの成果を上げた医学者です。当時、アメリカに起きた健康食ブームに巻き込まれて、ニンニクにこったのだと思います。

シイタケのところでは、森氏の健康法をこきおろした形になりましたが、それと同じ理由で、北原氏の健康法をこきおろすことができます。そのような学問的でない健康法は、だめなのです。食物繊維のアイローラの健康法も、だめでした。

ついでに、桜沢如一氏の健康法についても一言しておきましょう。彼は、食品を陰陽に分類しました。これは、学問的な根拠のないやり方ですから、情報を客体に求める方法よりもっとまずいのです。こういうものがまだ信用されていることは、私からみれば、まったく不可解としかいいようがありません。

ニンニクは、私たちの身近にある食品です。そして、それの強壮剤的な作用は、古代エジプトですでに利用されていました。ピラミッドといえば、一番古いものでは4600年ほど前のものがありますが、ピラミッドを作るために動員された人にニンニクを食べさせたという記録があるのです。

ニンニクは、値段が安く、少量で間に合い、どこでも手に入る食品だという点に強味があることは確かです。もしこれが、私たちに不足しがちな栄養上の弱点をカバーしてくれるというのなら、ありがたい話になるでしょう。

果たしてニンニクは、無条件で礼讃するほど価値のある食品といえるのでしょうか。

ニンニクは、平安時代の小説『源氏物語』の中に、「極熱《ごくねつ》の草薬」というニックネームがついて出てきます。そのものすごいにおいのせいで、ニンニクは食品としてよりも薬品として扱われていたことが、この呼び名で分かるでしょう。古代エジプトの場合も、重労働による疲労の対策として使われていたわけですから、やはりニンニクは、食品としてよりも薬品として扱われていたわけでしょう。

東京大学の高橋晄正《こうせい》講師の『アリナミン』(三一書房)によれば、ニンニクは、エジプトからギリシアに伝えられ、虫くだし(体内の寄生虫を殺す薬)・せきどめ・むくみ(浮腫)などの治療に使われたということです。ギリシアの医聖ヒポクラテスも、ニンニクを使ったそうです、そのあらたかな薬理作用によって、ニンニクは、ローマへ、アラビアへと広がりました。そして、シルクロードなどを伝って、日本にまでやってきたのでしょう。だから、日本より先に、中国がそれを知っていたことになります。

古代中国医学の文献によれば、ニンニクの使用法はいろいろでした。湿疹に対しては、患部にぬれた紙を当てて、その上からニンニク灸をすえます。歯痛や虫さされには、そこに直にニンニクを貼り付けます。解熱や腹痛や尿路感染には、ニンニクを食べます。こむらがえりには、ニンニクをすりつぶして、足の裏に塗ります。むくみには、すりつぶしたニンニクをおへそに貼ります。顔面神経麻痺には、ニンニク酒を飲みます。

医学書の古典『本草綱目』には、ニンニクの食べすぎは目や肝臓に悪い、という警告も記されています。

18世紀のヨーロッパには、薬理学という新しい学問が現れました。そこで、ニンニクの薬理作用が、正面切って取り上げられることになりました。それは、刺激興奮作用・粘液分泌促進作用・去痰《きょたん》作用・消化促進作用・駆虫作用・浮腫減弱作用・利尿作用など、いろいろです。第一次世界大戦のとき、ドイツ軍は、伝染病予防の目的でニンニクを将兵に食べさせたということです。

ところで、今の日本で、ニンニクの効用として挙げているのは何でしょうか。渡辺正氏の『にんにく健康法』（光文社）の目次で、それを見てみましょう。

①スタミナ強化　②精力増進　③風邪を撃退　④胃腸病克服　⑤不眠症患者も熟睡　⑥結核対策のエース　⑦癌を追放　⑧糖尿病の妙薬　⑨便秘を快通　⑩更年期障害解消　⑪寄生虫退治　⑫脚気・脚のだるさに速効　⑬神経痛・リウマチ対策　⑭水銀中毒防止　⑮美容効果　⑯防暑防寒

私が健康関係の本を書くようになったころ、私は「健康法」という名のついたものを何冊か著しました。『ビタミンE健康法』『ビタミンC健康法』『高タンパク健康法』などが、その例です。これを読んだ人たちが異口同音に言ったことは、私の本が、ほかの著者の『……健康法』とまったく違うということでした。この『にんにく健康法』の目次を眺めて、私はそのことを思い起こしています。

とにかく、この目次を見ると、あとで詳しく述べるように、客観性があやしいとすぐに分かるようなものが見当たります。これは、科学性が疑われるということですから、私のものとは大違いです。

また、この本には「にんにく外用の効き目」という注があって、そこには次のようなことが記されています。

1　神経痛・リウマチににんにく灸
2　がんこな痔を退治
3　水虫を全滅
4　おできの治療ににんにく灸
5　にんにく汁で切り傷治療

ざっと、こんな具合です。ここに挙げられたことが実際にあるとしたら、ニンニクは、まさに万能薬ということになるでしょう。ニンニクがきらいだなどという人は、ばちあたりになるではありませんか。

なおこの本には、ニンニクの食べすぎに対する警告もあります。そこには、赤血球破壊や、胃腸障害が挙げられています。

1932年、名古屋医科大学の勝沼精蔵教授は、肺結核の患者の中にひどい貧血を起こす人がいることに気づいて、その食生活を調べてみました。すると、それがニンニクを常食する人に限られていることが分かりました。この貧血は、ニンニクをやめればすぐに治るので、「ニンニク貧血」と呼ばれるようになりました。

彼は、ウサギにニンニクを食べさせてみました。すると、血液中にヘモグロビンが現れること、赤血球の数が減ることを観察しました。これは、ニンニクの成分が赤血球の膜をこわして、中身のヘモグロビンが血液中に流れ出したことを意味します。この現象を「溶血」といいます。

ウサギに、まるのままのニンニクを食べさせる代わりに、しぼり汁を160倍に薄めたものを飲ませても、溶血が現れることが分かりました。『にんにく健康法』には、ニンニクを生で食べる場合の限度を、一日5グラムと書いてあります。

ニンニクの有効成分は、「アリイン」という配糖体です。配糖体とは、アルコールや有機酸などにブドウ糖のような糖が結合した形の物質の総称です。緑葉のフラボノイドなども、多くは配糖体になっています。

ニンニクのアリインの発見者は、ドイツのルントクウィストでした。アリインは、硫黄を含む物質で、タマネギにも含まれています。

ところで、アリインは、あのにおいのもとではありません。ニンニクやタマネギには、目を刺激して涙を出させる物質が含まれていますが、それがアリインです。しかし、ニンニクのいろいろな作用のもとは、このアリインではなく、それから誘導された「アリシン」というものなのです。これが、ニンニク油とも呼ばれる物質で、あのすごいにおいのもとです。

宮尾興平博士は、タマネギの中に、ニンニクのアリインの仲間の「サイクリックアリイン」という物質を発見しています。これは、サイクリックという名前の通り、環状の分子構造をもっていて、糖尿病の薬とされています。

サイクリックアリインは、熱に強いので、煮ても焼いても変化しません。糖尿病の人にはタマネギをすすめる、と彼は言っています。

ニンニクの玉の中には、アリインをアリシンに変える酵素「アリナーゼ」があります。この酵素は、細胞にとじこめられている間は何もしません。もし、細胞が破れると、アリナーゼは空気にふれて活性を表します。ということは、ニンニクをすりつぶすと、アリナーゼがアリインに働きかけて、それをくさいアリシンに変えるということです。アリシンは、酸化作用によって、ニンニクの効用を表してくれます。アリシンは、10万倍に薄められても、結核菌やジフテリア菌や赤痢菌を殺すといわれるほど、激しい酸化作用をもつのです。

また、ニンニクはくさいものですが、これを食べたあとの口臭や体臭は、アリシンのにおいではありません。アリシンの分解でできた、いろいろなガスのにおいのまじったものです。これは、硫化水素・メルカプタン・チオエーテルなどですが、においが悪いばかりでなく、毒性をもっています。

『にんにく健康法』によれば、一日に三つも四つもニンニクを食べると、メルカプタン系の硫黄化合物が身体にたまるので、体臭がひどくなるそうです。

この本には、ニンニクの効能についての説明がありますので、そのいくつかを紹介することにしましょう。

「スタミナ強化」の章を見ると、動物実験が紹介してあります。ニンニクを常食にするネズミと、ニンニクをやらないネズミをプールに入れると、後者が1時間でへたばってしまうのに、前者は3時間もがんばり抜くというのです。こんな実験なら人間でもできるのですから、それを紹介すべきだと思います。人間ではこれほどの差が出なかったのではないか、という疑問が起きます。

ニンニクは胃腸の障害によいとされますが、それは、アリシンが消化管の粘膜を刺激して消化液の分泌をうながすためだという説明になっています。なお、このときニンニクの量に気をつけないと、刺激が強すぎてかえってよくない、と記されています。

ニンニクの不眠症に対する効果は、そのにおいと、神経細胞への作用との両方ではないかと書いてあります。アリシンのにおいには、精神安定作用があるそうです。渡辺氏は、神経細胞の膜に溶け込んだアリシンには鎮静作用があるのだろう、という推測を述べています。

肺結核にかかった人がニンニクを食べると、アリシンの刺激が喉や気管支におよんで、去痰作用や気管支正常化作用を表すのではないか、というのが渡辺氏の意見です。

渡辺氏の『にんにく健康法』には、「癌を追放」という章があります。これについて、彼は、ニンニクに含まれるゲルマニウムに役割をおわせようとしています。ゲルマニウムといえば、その提唱者は浅井一彦氏ですが、その著書『ゲルマニウムと私』（玄同社）には、ゲルマニウムにはガンをたたく効果があると書いてあります。しかし彼が、ゲルマニウムを常用していながら喉頭ガンに倒れたという事実は、彼の考えにクエスチョンマークが付けられることではないでしょうか。

ゲルマニウム化学の研究を引き受けた東洋大学の及川浩教授が、そこの製品を決して飲もうとしないのはなぜでしょうか。ニンニクを毎日のように食べる中国や韓国では、ガン患者が少ないと『にんにく健康法』に書いてありますが、本当にそうでしょうか。

浅井氏は、「生体内の異常細胞電位を変化させてその機能を停止させる作用をもつ化合物の製造法」という名称の特許をもっています。特許公告の日付は、1971年1月25日です。この特許は、有機ゲルマニウム化合物に制ガン作用があるとして、その根拠を細胞電位の正常化においたものといえます。それに一理ありとする見方もできないではありませんが、この現象を有機ゲルマニウムの専売特許のように扱うのはどうかと思います。私の大切な友人は、有機ゲルマニウムを信じきって亡くなったことが、私には気になって仕方がありません。

浅井氏のゲルマニウムについての一連の著書のゴーストライターは、新聞記者上がりのベテランですので、その仕事場の大型本棚には、彼の書いた本がぎっしり並んでいます。すべて健康関係のもので、私のよく知っている医師のものもありました。「こんなに健康関係の本を書くのは大変でしょう」と聞くと、「なに、効く効くと書けばいいんだから、簡単ですよ」と、あっさりしたものでした。そして、ゲルマニウムをやると植木がよく育つと教えてくれました。それが、ゲルマニウムの効能の証明であるかのような話ぶりでした。

さて、アリシンには、ビタミンB_1（チアミン）と結合して、アリチアミンにする性質があります。チアミンは水溶性なのに、アリチアミンは脂溶性なので、脂質に溶け込んで体内にとどまることができます。ビタミンB_1が足りなくなりがちな食習慣の中では、ニンニクがアリチアミンを保持する作用は、大きな価値をもつといえるでしょう。『にんにく健康法』では、便秘・脚気・神経痛・リウマチなどがニンニクの効能の対象になっていますが、これはアリチアミンによるもの、つまりビタミンB_1によるものと考えてよいと思います。

なお、この本には、ニンニクを飲んで寄生虫を退治するのも、おできや痔がニンニクで治るのも、アリシンによると書いてあります。こういうものは、ビタミンB_1の効果だとはいえないでしょう。結局、ニンニクの効能は、アリシンとアリチアミンの保持との関係でとらえられると考えてよさそうです。

高橋晄正氏の『アリナミン』という本は、アリナミンという名前のビタミンB_1剤を批判する本ですが、アリナミンはアリチアミン製剤なのですから、この批判はニンニクにも向けられていることになります。そのポイントを挙げると、次のようになります。

1　SH基と体タンパクの結合——ショック・発疹
2　SH基と酵素タンパクの結合——アセチルコリン蓄積
3　SH基と核タンパクの結合——奇形細胞分裂障害

4　SH基と重金属の結合――酵素作用阻害
5　SH基のジスルフィド反応――精神障害・発育阻害
6　アリシン分解物の毒作用――代謝障害

ここに、SH基というものが出てきました。SHのSは硫黄、Hは水素で、SH基は反応性にとんでいます。そのために、SH基同士が結合することがありますが、それがジスルフィド反応です。SH基には、メルカプト基という名前もあります。

SH基は、チアミンにも含まれていますが、アリチアミンにも含まれています。ところが、アリチアミンのSH基のタンパク質に対する活性は、チアミンのそれの100~200倍になるといわれます。前記の6項目のうち、最初の三つはこのことと関わっているのです。

アリチアミンの分子は小さなものですが、これがタンパク質に結合すると、いわゆる高分子になります。そして、それが異種タンパクとなって抗原性をもつようになります。これがアレルギーを起こせば、ショックや発疹につながる、と説明されているのです。これが、アリナミン、あるいはニンニクのデメリットとして挙げられているわけです。

ところで、高橋氏は、アリナミン（アリチアミン）をやりだまに挙げると同時に、ビタミンB_1（チアミン）をもやりだまに挙げています。それは聞き捨てなりませんので、ここに彼の意見を記しましょう。

ビタミンB_1の関わる代謝の第一にくるのは、「エネルギー代謝」でしょう。これは、すべての生物にとってエネルギー通貨とされている、高エネルギー分子ＡＴＰを作る代謝のことです。

高橋氏は、エネルギー代謝に必要なビタミンB_1の一日量を、０・５〜０・75ミリグラムとしています。厚生省の調査によると、日本人が一日に摂るビタミンB_1の量は、１・０ミリグラムもあるのだから、これの不足はないはずで、ニンニクもアリナミンもいらないというのが高橋氏の考え方なのです。ところが実際には、ニンニクや、アリナミンや、総合ビタミン剤などでビタミンB_1を摂って、体調がよくなることを経験している人が確かにいます。そこに重大な問題がある、というのが私の意見です。

家内が52歳のとき、乳ガンをわずらいました。それで、右側の乳房を切除して放射線の照射を受けました。そのとき右腕が少し腫れたので、毎日１００ミリグラムのビタミンB_1を注射することにしました。腫れを起こしたのは乳酸のせいだろうと思って、それの発生をおさえようとしたわけです。とにかくこれで、腫れをおさえるのに完全に成功しました。

高橋氏のビタミンB_1無用論のせいかと思うのですが、ビタミンB_1の１００ミリアンプルは製造中止になって、10ミリアンプルしか手に入らなくなりました。それで、注射もやめになりました。

家内の右腕はしばらくは無事でしたが、ストレスがあったとき、突然ひどく腫れました。高橋氏の運動が批判されたのかどうか分かりませんが、そのとき50ミリアンプルが発売されたので、それを2本ずつ注射してみました。しかし、もうあとのまつりでした。家内の右腕は、それ以来丸太のように太くなったままなのです。

高橋氏は、ビタミンB_1の害として、発疹・脱力感・アレルギーなどを挙げていますが、私も家内も、それから私の周りのメガビタミン主義者も、1人としてそのようなデメリットを経験していません。高橋氏の言うような問題は、栄養条件が整っていない場合に起きるのだと思います。

ビタミンなどに目もくれない友人が、大きな庭石をトラックから下す作業のために、手の指が硬直して動かなくなりました。この指は明日になれば動く、と彼は平気でした。私は試しに、ビタミン$B_1$100ミリグラムの注射をしてみました。すると、5分も経たないうちにしびれは取れ、すべては正常に戻りました。

ビタミンの必要量には、個体差があるばかりでなく、同じ人でも状況によって変わる、というのが私の栄養学の考え方なのです。そういうことだとすれば、ニンニクにもアリナミンにも出番がある、ということになります。それはつまり、ビタミンB_1に出番があるということで、ニンニクやアリナミンでなくても差し支えないのです。

現代のダヴィンチといわれる、旧東ドイツのマンフレッド・フォン・アルデンネは、ガンの「多段階治療法」を提唱していますが、転移の予防のためのビタミンB_1の一日必要量を60ミリグラムとしています。これは、高橋氏の頭にある必要量の100倍にあたります。

呼吸やガンの研究で、1931年度のノーベル医学生理学賞を受けたドイツのワールブルクは、ガン細胞の呼吸が酸素なしで行われるところに目をつけました。そして、正常な細胞が無酸素呼吸に追い込まれるのがガン化の原因になる、と考えました。身体を作っている細胞は、ビタミンB_1がないと、無酸素でエネルギーを作らなければならなくなります。そういうとき、その細胞は無酸素呼吸に追い込まれてガン化する、というのがワールブルクの仮説です。彼は、ビタミンB_1をはじめとするビタミンB群の投与がガンの予防になる、と言い出しました。そしてその研究を、若いアルデンネに託したのでした。

アルデンネは、ネズミで実験してみました。転移の確率が100パーセントのガンにかかったネズミのエサに、ビタミンB複合体をまぜたのです。すると、転移したネズミは29パーセントにすぎませんでした。このときのビタミンB_1の一日量は、成人男子に換算すると60ミリグラムになったわけです。

レーチェル・カーソンといえば、『生と死の妙薬』（新潮社）の著者ですが、ワールブルクの説を信じてビタミンB群をたっぷり摂ったあげくに、ガンでなくなりました。ワールブルクの仮説は、今はもう過去のものになったのです。さすがのニンニクも、このガンとの関係で大きな顔をするわけにはいかなくなったということです。

ガンとは関係のないことですが、小柳達男氏は、その著『食物と健康』（東都書房）の中で、おもしろい実験を紹介しています。

彼は、大学生をつかまえて徹夜マージャンをさせてみました。そのあくる朝の尿中ビタミンB_1の量を調べると、それがふだんの2倍にはね上がっていました。徹夜をすると、大事なビタミンB_1が失われるということです。こんなときにニンニクを食べるのがよい、という論理があってよいでしょう。

この章のはじめの方で、エジプトのピラミッド築造の労働者にニンニクが与えられたという故事を紹介しました。このときの、ニンニクの作用についての説明をしておくことにしましょう。

ビタミンB_1は、筋肉の機能に関わっています。筋肉に収縮の指令を出すのは運動神経ですが、その神経の末端から筋肉へは「神経伝達物質」が出て行きます。この伝達物質の名前は「アセチルコリン」です。神経伝達物質について詳しいことを知りたい方には、私の『脳と栄養を考える』(「三石巌全業績」第10巻)か『老化に挑戦せよ』(五月書房)をおすすめします。

アセチルコリンを受け取ると筋肉は収縮しますが、用ずみのアセチルコリンは分解しないと困ります。筋肉が縮みっぱなしでは、まずいことになるでしょう。

アセチルコリンを分解する酵素を、「コリンエステラーゼ」といいます。これがうまい具合に出てきてくれれば、筋肉は休めるわけです。ところが、ビタミンB_1には、コリンエステラーゼの活性をおさえる作用があります。例の高橋晄正氏は、労働者にニンニクを食べさせたのは筋肉の緊張がゆるまないようにするためではなかったか、と考えています。

ビタミンB_1が欠乏すると、胃酸減少・筋力低下・神経機能障害などが起きるとされていますが、その根底には、多くのビタミンがそうであるように、ビタミンB_1がエネルギー代謝の中で重要な役割をもつことがあると考えられます。また、ビタミンB_1は、神経伝達物質の一つでもあります。

ところで、いくつかのビタミンに対して、「アンチビタミン」と呼ばれる物質があります。ビタミンB_1にもアンチビタミンがあります。これは、コイやアユなどの淡水魚に、そしてエビやカニなどの節足動物に、また貝類にもあります。ですから、こういうものを生で食べるときには、ビタミンB_1の働きがおさえ込まれることを覚悟しなければなりません。ニンニクを一緒に食べるとか、ビタミンB_1剤を飲むとかすれば、問題はなくなるわけです。これらのアンチビタミンは熱でこわれますから、焼いたり煮たりして食べれば何の心配もいりません。

山菜料理というのがありますが、その材料には、ワラビやゼンマイなどのシダ類がよく使われます。これには、熱で分解するものと、分解しないものと、2種類のアンチビタミンB_1が含まれています。ということは、シダ類は煮てもビタミンB_1をこわす性質をもっているということです。だから私は、ワラビやゼンマイをたらふく食べようとはしません。

人間と違って、馬などはシダ類を食べようとしません。ほかのエサが全然ないときには仕方なしに食べますが、そのあげくに立てなくなってしまいます。急性の脚気が起きたのです。

山菜料理は、人間にはごちそうでも、馬にはごちそうどころではないということです。

12　海藻のはなし

日本は島国ですから、ワカメやコンブなどの海藻になじんでいます。特別な配慮をしなくても、ノリなどは自然に食卓にのぼります。そのために私たちは、海藻の恩恵に対して特に意識することがありません。

日本人と海藻とのつきあいは古く、『古事記』や『日本書紀』には、「海布」という名前でコンブのことが記されています。農耕があまり発達していないころには、そのまま食べられる食料が海から取れることで、ずいぶん助かったに違いありません。

仏教が伝来すると、鳥や魚などの動物を食べてはいけないことになりました。それで精進料理がはやりましたが、そこでは海藻が中心になったわけです。奈良時代の話ですが、和田常子氏の『海藻の効用』(アロー出版)には、このあたりの事情が詳しく述べられています。

ご存じの通り、関西はコンブ料理の本場です。おみやげとしても、コンブを加工したものがいろいろあります。昔は、租税は物納と決まっていて、主なものは米でした。しかし、米の取れない地方では、その代わりに海産物をおさめることが許されました。中央政府が関西にあったために、そこにコンブが集まったということです。これが、コンブ料理が関西で始まった理由でした。

海藻の主な価値がヨードにあることは、今では常識になっています。現に乾燥コンブは、0・5パーセントものヨードを含んでいます。

人間の身体のどこにヨードがあるかといえば、「甲状腺」と答えるのが、まず常識でしょう。ところがよく調べてみると、ヨードはすべての細胞に含まれています。それも、細胞の核膜にくっついているのです。ということは、ヨードが遺伝暗号の解読に関わっている、ということにほかなりません。遺伝暗号の担い手であるDNAは、核膜に包まれた核の中に鎮座しているのですから。

むろん、ヨードがたくさん集まっているのは甲状腺です。ここから出る甲状腺ホルモンの「チロキシン」は、65パーセントものヨードを含んでいます。ヨードがなかったら、甲状腺は、チロキシンも「トリヨードチロニン」も作ることができないわけです。トリヨードチロニンも、甲状腺ホルモンの一つです。

甲状腺の機能をコントロールするセンターは、視床下部と呼ばれる大脳の器官です。ここから「甲状腺刺激ホルモン放出ホルモン」が分泌されると、それが脳下垂体前葉を刺激して、「甲状腺刺激ホルモン」を放出させます。これが血液に運ばれて甲状腺へ行くと、そこで甲状腺ホルモンのチロキシンやトリヨードチロニンが放出されて、全身をめぐるのです。

血中の甲状腺ホルモンが足りなくなると、視床下部がその情報をキャッチして、甲状腺刺激ホルモン放出ホルモンをどんどん出します。するとそれを受けて、脳下垂体は甲状腺刺激ホルモンをどんどん出します。ところがヨードが足りなければ、甲状腺はホルモンを作ることができません。そこに刺激がくるものだから、甲状腺は腫れてしまうのです。これが「甲状腺腫」です。

甲状腺が腫れると、首が太くなります。この病気の記録は、すでに4000年前からあって、海から遠い地方ではありふれたものでした。ですから、首の太い人は、ヨーロッパの山岳地帯ではめずらしくなかったようです。

この甲状腺腫が、海藻を焼いた灰を飲むと治ることは、だいぶ古くから知られていました。しかし、これが海藻に含まれるヨードのおかげだと分かったのは、1895年のことです。これは、甲状腺にヨードがたまっているのを見つけた化学分析によるものでした。

動物にも、ヨード欠乏症はあります。アメリカのウィスコンシン州で、100万頭の子豚が死んで、大騒ぎになりました。調べてみると、原因はヨードの不足で、甲状腺機能が落ちて成長ができなくなったせいでした。この問題は、妊娠中の母豚にヨードをやることで、簡単に解決しました。むろんこの教訓は、私たち人間にも当てはまります。

海藻といえばヨードを思い、ヨードといえば海藻を思うのが常識でしょうが、ここに一つの問題があります。それは、海藻を食べてヨードが血液に吸収されても、それを甲状腺が利用するのをじゃまする物質がいくつかあるということです。そのあまのじゃくは、大豆・豆腐・キャベツ・タマネギ・ピーナッツなどにひそんでいます。こういうものがあるときは、それをしのぐほどの量のヨードを摂れば何ということもないはずです。湯豆腐で、コンブを下にしいておいて、それをあとで食べるという方法は、古人の知恵がおそるべきものであることを思わせます。

前に書いたように、甲状腺は、ヨードを材料にして2種類のホルモンを作りますが、その作用は、すべての細胞の代謝、つまり化学反応をレベルアップすることです。したがって、エネルギー消費もレベルアップすることになります。寒いときには、甲状腺はホルモンを出して代謝のレベルダウンを防ぎます。すると、エネルギー消費が増えるので、身体があたたまるのです。

子どもの場合、甲状腺ホルモンは成長や成熟をつかさどります。小人症《こびと》といって、大人になってもさっぱり身長が伸びない人がいますが、これは、甲状腺ホルモン、または成長ホルモンの不足からくるものです。

甲状腺の異常は、いろいろです。さっきは甲状腺腫のことを紹介しましたが、この原因としては、ヨードの不足もあり、過剰もあるそうです。そして、甲状腺機能に異常がある場合もあり、異常がない場合もあるそうです。

甲状腺機能が盛んになりすぎるのが甲状腺機能亢進症ですが、これはいわゆる自己免疫病であって、遺伝がからんでいるといわれるようになりました。

甲状腺機能亢進症は、別名「バセドウ病」といいます。この病気の症状は、甲状腺腫・眼球突出・動悸の三つですが、それ以外に、体重減少・発汗・手指のふるえ・微熱などを伴いやすく、精神状態が不安定で興奮しがちだというような傾向がみられます。

中世のジェノバで、首の太くなった人が目立って増えたとき、1人の医師がカイメンを焼いた灰を使って首の腫れを治しました。ジェノバの市民は、このありがたい灰を小瓶に入れて、毎日のようにこれをなめていました。すると、また首の太い人が増えたという話があります。ヨードがよいといっても、ほどほどにということです。

北海道あたりで、海藻を常食にしているために、甲状腺腫がみられることがあります。これには「海岸病」という名前がついていますが、海藻のヨードは大変吸収が悪いので、過剰症はやたらには起きないと思います。

ニワトリに海藻を食べさせて、ヨードを含む卵を産ませることができます。このヨード卵のヨードは、レシチンとむすびついた形のために、吸収がよくなっているはずです。また、海産動物は、原則としてヨードを含んでいますから、私たち日本人の場合、ヨード不足になるのは例外的な現象ではないでしょうか。

いったん身体に入ったヨードは、なかなか排出されないので、ヨードの一日必要量などという数字は示されていないのが普通です。

前に述べた通り、甲状腺からのホルモンの分泌は、脳下垂体という上位器官に、それがまた視床下部という上位器官ににぎられているのですから、大変込み入った問題です。視床下部から出る甲状腺刺激ホルモン放出ホルモンは、「やる気のもと」だといわれています。甲状腺機能が亢進していると、甲状腺刺激ホルモン放出ホルモンに用はありませんから、視床下部はそれを分泌しないでしょう。だから、甲状腺機能亢進症の人は、やる気をなくすのだと思います。

なお、風邪をひくと首が太くなる人はヨード不足を疑われてよい、という説があります。また、喘息には、ヨード不足が関わる場合があるということです。

前記の和田常子氏の『海藻の効用』では、海藻をカルシウムの給源としても位置付けています。それによれば、カルシウムの一日必要量600ミリグラムを摂るのには、

ワカメの酢のものなら2人前
モズクなら6人前
ヒジキなら2人前

と書いてあります。

この本では、さらに海藻をビタミンAの給源としています。タラやオヒョウなどの肝臓に、ビタミンAがたっぷり含まれていることをご存じでしょうが、これはエサになる海藻に含まれるベータカロチンからきたものです。そのような意味で、海藻をビタミンAの給源とみるのは正しいでしょうが、その量は少ないので、過大評価はよくありません。

海藻には、セルロース・アルギン酸・マンニトールなどの食物繊維が含まれています。こ

れは、見逃すことができないメリットだと思います。

和田氏は、このほかにシリコン（ケイ素）を挙げています。シリコンは、人体では、皮膚や水晶体にごくわずか含まれています。皮膚のシリコン含有量は、歳をとると減ることが知られています。シリコンは、どこかの代謝に関わっているらしいのです。シリコンの給源は飲料水かラーメンぐらいのものですから、この点で海藻を頭におくのはよいことかもしれません。

なお、ヨード剤として医師が使う薬に、「ヨウレチン」というのがあります。これは、ヨードレシチンを縮めた名前で、ヨードをレシチンにだかせた製品です。これには、1錠の含有量が50マイクログラムのものと、１００マイクログラムのものとがあります。これが、乾燥コンブ1グラムのヨード含有量の１００分の1程度であることについて、考えていただきたいと思います。

13　梅干のはなし

「梅はその日の難のがれ」

遠足とか、運動会とか、ちょっと変わったことのある日の朝、母はよくこう言いました。さすがの彼女も、私が一人前になってからは、そんなことは言わなくなりました。私が科学というものをかじっていることを、思ったからに違いありません。特に根拠のないことを口にするのは、はばかられたのでしょう。

梅はその日の難のがれと言われると、私は、母の手作りの梅漬けに手を出したものです。そう言われなければ、私はそんなすっぱいものを食べようとはしませんでした。

旅館やホテルの和食の朝食の膳をみると、かならず梅干がついています。梅はその日の難のがれという言葉は、いまだに生きているのでしょう。

梅干や梅漬けのすごい酸味は、クエン酸からきています。高エネルギー分子ＡＴＰを作る代謝、つまりエネルギー代謝には、「クエン酸サイクル」という名前がついています。このサイクル、つまり化学反応の循環の中で、クエン酸が大事な役割を果たしているからです。

そこで、クエン酸サイクルの回転がスピードアップすれば、ＡＴＰの生産が上がることになります。クエン酸が外から与えられれば、そういうことになるでしょう。ＡＴＰはエネルギー通貨なのですから、梅干を食べれば疲れが取れて不思議はありません。難のがれとは、疲れにくいということだとしておきましょう。これは、梅のせいではなくて、クエン酸のおかげです。だから、梅干の代わりにミカンを食べてもよいことになりそうです。むろん、化学的に合成したクエン酸の結晶でもよいわけです。

松本紘斉《こうさい》氏の『梅ぼし健康法』（潮出版）には、二日酔を追い払う目的には梅干が一番だと書いてあります。私は酒を飲みませんから、二日酔の話などはどうでもよいのですが、梅干がクエン酸サイクルに関わるとすれば、おもしろいことだと思います。この本には、二日酔対策には梅干2〜3個と書いてあります。

この方法がうまく効かない人は、酒を飲む前に、配合タンパクを10グラムぐらい飲んでみることです。これを私は経験していないのですが、二日酔の予防になるはずだと考えます。それが嫌だったら、深酒をつつしむに限ります。

『梅ぼし健康法』には、梅干を食べる方法として、黒焼きにしたものに熱い番茶をついで飲むのもよろしい、と書いてあります。高い温度で焼いたら、いろいろな成分が変質するわけですから、梅干のメリットは減るのではないかと思います。クエン酸は分解するから、すっぱ味も減るはずです。黒焼きがよいとすると、梅干というものはずいぶん変わった食品だということになるでしょう。

空腹のときに梅干を食べると、その強い酸や食塩のために、胃壁に穴が開くそうです。二日酔の苦しまぎれに、からっぽの胃に二つも三つも梅干をほうり込んだら大変なことになるでしょう。それなら、黒焼きにして番茶で飲むのが無事だということになります。

　私が少年時代を過ごした、東京小石川（今の文京区）の家の庭には、大きな梅の木がありました。梅雨のころに梅の実が膨らんでくると、「生の梅は食べてはいけない」と、両親にいましめられました。熟していない梅の実には毒がある、と教えられたものです。毒の正体は、青酸です。

　熟していない梅の実の果肉に猛毒があるということは、小鳥や昆虫に食べられないための、自然の仕組みというものでしょう。梅の実が完熟すると、青酸は果肉から種子の仁に移ります。このとき青酸は、糖とむすびついた配糖体の形になります。これは「アミグダリン」という名前をもつ物質で、ガンの予防に役立つと騒がれたことがあります。もっともそれは、アンズの仁についてですが。

『本草綱目』という本には、梅の仁のメリットとして、「目を明らかにし、気を益し」とありますが、これは、アミグダリンのことをいっていることになるでしょう。

　松本氏が『梅ぼし健康法』の中で特に強調しているのは、それがアルカリ性食品だということです。しかし、それが正しくないことは、もうお分かりのことでしょう。梅干はアルカリ性食品でもなく、酸性食品でもないのです。

　梅干といえば、「日の丸」弁当を思い出す人がいるかもしれません。でも、これは戦争中のもので今のものではない、といってよいでしょう。長方形の弁当箱につめた白いごはんのまんなかに赤い梅干をおいたところは、「日の丸」の旗によく似ています。この場合の梅干は、副食物としての意味もありましたが、殺菌の意味もありました。「日の丸」弁当は、戦争がもたらした貧しさのシンボルといえるでしょう。

梅干には食塩がつきものですが、完熟直前の青梅を、塩を加えずにすりつぶして、水分をある程度取り除いた食品があります。梅肉エキスがこれです。

弘前大学の大高興教授は、梅肉エキスの殺菌作用について報告をしています。それによれば、赤痢菌・ブドウ球菌・大腸菌などの増殖は、梅肉エキスによって完全におさえられるということです。この殺菌作用がどこからくるかという問題について、松本氏は、クエン酸と青酸との相乗効果だといっています。これらの細菌には、酸性の環境をきらう性質がありますから、この説もうなずけないことはありません。

梅干にも、梅肉エキスにも、ペクチンやカテキン酸などの食物繊維があります。食物繊維の価値は、細菌に栄養を与えて大腸の機能を正常化することにあるわけですから、梅干にも、梅肉エキスにも、整腸作用を期待することができてよいわけでしょう。

松本氏は、梅干の効用をたくさん挙げていますが、その中に、頭痛に効くという項目があります。古典『飲膳摘要』には、「婦人頭痛するごとに、これをこめかみに貼ることを常とす」とあります。私の若いころ、梅干のようなおばあさんが、左右のこめかみに、大きな梅干を貼っているのを見たことが幾度もあります。梅干は、種を出して半分に割ったものでした。私には、それが何かのおまじないのように見えたものでした。

今では、このような場面を見ることはないでしょう。梅干より効き目のある薬ができたからに違いありません。梅干でも何でも、古いものはより的確な効果のある新しいものにおき換えられていくということです。

14　クロレラのはなし

『学問と私』（『三石巌全業績』第25巻）は、私の伝記です。そこにも書いたことですが、私の友人に田宮博という人がいました。彼は、一高（今の東京大学教養学部）時代のクラスメートで、大学では、彼は植物学科へ、私は物理学科へすすみました。同じ理学部ですが、教室は大変離れていたので、めったに会うことはありませんでした。

戦争の足音が聞こえるようになってからのことですが、私は東京大学の構内で、ばったり田宮君に出会いました。そのころ彼は、東京大学教授と徳川生物研究所長とをかねていました。私は彼に、研究所では何をやっているのか、と尋ねました。クロレラという言葉を、そのとき初めて彼の口から聞いたのでした。田宮君は、日本のタンパク資源開発の一助として、クロレラの研究をしていたのです。これはむろん、クロレラという言葉が、今のように気軽に使われるより前の話です。私にも、これは初耳でした。

私の本棚には、福井四郎氏の『体質革命クロレラ強健法』（講談社）と、日本健康時報社編集部の『クロレラ教典』（コスモ出版）と、クロレラに関する本が2冊ありますが、どちらも田宮君の業績を紹介しています。彼こそは、クロレラという藻類にスポットを当てた、最初の植物学者だったのです。

1975年に彼が文化勲章をもらったとき、私はお祝いの電話をかけて、ついでにクロレラについての意見を聞いてみました。ちょうどそのとき、私は『健康食総点検』の原稿に取りかかっていたからです。

「君は、クロレラを飲んでる?」

「あんまりうるさいんで、2万円だかの錠剤を1瓶やったことがあるけれど、それっきり飲んでいませんよ」

「実は、ぼくも飲んだことないし、飲む気も起きないんですがね」

「結果はどうですかって聞かれたから、下痢はしませんでしたって答えておきましたよ」

「まあ、そんなところだと、ぼくも思っていましたよ」

「家内が、腰が痛いから飲んでみるなんていうから、自分で飲むのはいいけれど、人にすすめちゃいけないって言ってるんです。クロレラで血圧が下がるとか何とか、いろいろなことを言う人がいるんだけれど、いかがわしいのがいてね。まじめな研究者もいるようですがね」

ざっと、こんなやりとりでした。要するに、クロレラの最高権威者が、クロレラの薬理を認めていないのです。

実は、私がいわゆる栄養補助食品に目を向けるようになってまもないころ、電話で、彼にクロレラについて尋ねてみたことがあります。このとき彼は、クロレラの有効成分を多糖体とする説のあることを教えてくれました。そしてまた、タンパク資源としてのクロレラの栽培は、経済的に成り立たないことが分かったので、研究をやめたとも言いました。

ここに紹介した2冊の本には、クロレラの多糖体について書いてあります。多糖体とは、ブドウ糖などの糖がいくつもつながった形の炭水化物を総称した名前です。だから、その種類はとても多いのです。私たちになじみのあるものの例を挙げれば、デンプンや、セルロースや、ペクチンなどになります。

クロレラの一例についての成分分析表を、参考のために164ページにかかげることにしましょう。この表で、繊維質と糖質をあわせたものを多糖体としてよいでしょう。

ところで、クロレラを飲む場合、その一日量は3~6グラムとされているようです。6グラムの錠剤に含まれる栄養素の量を計算してみますと、例えば、タンパク質は3・6グラム、多糖体は1・6グラム、ビタミンCは4ミリグラム、カロチンも4ミリグラム、ビタミンB_1は8マイクログラム、というあんばいです。タンパク質も、プロテインスコア100に換算したら、まず2グラムというところでしょう。ありふれた栄養素だけに目をつけると、クロレラの価値はゼロに近いというべきかもしれません。

田宮君は、日本の食糧問題の一つを解決するために、成長の特に早い作物を求めて、クロレラに白羽の矢を立てました。そして、その栽培法を研究しました。しかし、それは採算割れがまんできるほど優秀な作物ではなかったので、研究はうち切られたわけです。

いきさつを聞いたわけではありませんが、せっかくのクロレラを捨てるのはもったいない、何かの役に立つのではないかと考えた人々が、こんにちの「クロレラ製品」を育てあげたということでしょう。

この表を見ると、ミネラルという項があり、また、砒素・水銀・鉛の項があります。同じミネラルの仲間なのに、砒素・水銀・鉛を別にしたのは、これらの毒性を考えてのことでしょう。鉛は必要なミネラルではありますが、ほんのちょっぴりあればたくさんで、それより多い分はおそろしい毒性を表すのです。私も家内も、鉛の害に泣く公害患者なのです。その意味で、クロレラに鉛が含まれていることは、大変気になります。

クロロフィルは葉緑素のことで、これは緑葉野菜にはどれにでもある色素ですし、どっちみち消化吸収されないしろものですから、それがたっぷりあったといって、どうっていうことはありません。

そういうことからすると、クロレラのメリットは、どうしても多糖体にむすびつけないわけにいかなくなります。それも、食物繊維としてではなくです。

クロレラは単細胞の緑藻で、種類は何百とあります。その大きさは、人間の赤血球よりやや小さいのです。

クロレラは、細胞分裂によって増えるわけですが、普通の細胞分裂では一つのものが二つに分裂するのに、クロレラでは一つのものが四つに分裂します。クロレラの繁殖が盛んなことの裏には、このような特別な分裂方法があるわけです。

この4分裂の鍵をにぎる物質は、CGF（クロレラグロウスファクター）だといわれます。これは、日本語にすれば、クロレラ成長因子ということになります。クロレラの特長は、CGFによる盛んな繁殖力なのですから、これが目のつけどころにならざるを得ません。

このCGFには、「クロレラエキス」という名前がつけられたことがあるそうで、葉緑体の中で作られるとされています。

細胞の中には、ミトコンドリアとか、小胞体とか、いわゆる小器官があって、それぞれがもちまえの仕事をしています。前出の『体質革命クロレラ強健法』によれば、このCGFは、「細胞小器官の構造を保持・復元することによって、細胞を賦活する成分である」とされています。また、「クロレラが光合成を続けながら4分裂するときにできるものである」とも書かれています。著者の福井氏の文は、私に言わせれば科学的というより文学的なものなので、説得力に欠けると思います。

福井氏によれば、CGFは核タンパクの一種ですから、多糖体ではありません。とすると、クロレラのタンパク質には「細胞を賦活する」作用があることになる、というありがたい話になってきました。おそらく、先の田宮君は、この話を信用しなかったことでしょう。クロレラのメリットは多糖体にあるだろう、という意見を述べていたのですから。

福井氏によれば、クロレラの多糖体には、「細菌やウイルスを食べる網内系細胞の作用を盛んにする成分」という説明があります。網内系とは、リンパ系とともに、抗原に対する抗体を作る組織です。だから、網内系細胞の作用が盛んになれば、免疫能が盛んになるわけです。この細胞は、全身に分布しています。

ところで、細胞小器官に「リボゾーム」というのがあります。これは、遺伝暗号を翻訳してタンパク質を作る装置です。これをばらばらにして分子にまで分けたものをシャーレに入れておくと、それが自然に集まって、もとの形になるばかりか、翻訳機能を取り戻すことが知られています。つまりこれは、リボゾームが自律的に復元することを示すものです。

福井氏の本には、クロレラがリボゾームの構造を保持・復元することによって細胞を賦活するという文がありますが、リボゾームの自律的な復元機能を考えると、どうもおかしいと

クロレラの成分

タンパク質	59.5 %
脂質	1.3 %
繊維質	1.1 %
糖質	26.0 %
ミネラル	6.4 %
ビタミン B_1	14 ppm
ビタミン B_2	15 ppm
ビタミン B_6	30 ppm
ビタミン B_{12}	0.4 ppm
ビタミンC	660 ppm
カロチン	703 ppm
クロロフィル	3000 ppm
砒素	0.8 ppm
水銀	0.04 ppm
鉛	0.76 ppm

感じる人がいるのではないでしょうか。

このような説明とは別に、福井氏の本には、クロレラの効能が並べてあるので、それを紹介しておきます。

1　酸性体質を弱アルカリ性に変える
2　細胞の代謝を促進
3　細菌やウイルスに対する抵抗力を強化
4　解毒作用
5　血中コレステロール値を下げる
6　造血作用を促進する
7　肝・腎の機能を改善
8　タンパク合成を促進
9　脂肪の代謝を促進
10　スタミナ増強・疲労回復

なかなか魅力的な効能ではありませんか。そういっては悪いかもしれませんが、私は、それぞれの項目についてもっと的確なものがある、という感じをぬぐいきれません。これはおそらく、田宮君の心境でもあっただろうと思います。

もう一つの『クロレラ教典』には、クロレラで治った病気の実例が出ています。それをひろってみましょう。

糖尿病・高血圧・心臓病・胃腸病・腎臓病・胆石症・喘息・アレルギー性鼻炎・アレルギー性湿疹・痛風・慢性関節リウマチ・椎間板ヘルニア・腰痛・低血圧・便秘・貧血・にきび・水虫・肥満

これもまた、目を見はるほどのものです。田宮君が、自分が世に出したクロレラに、これほどの薬理効果があると聞いていて、しかもそれに手を出さなかったという事実を、どう考えるべきなのでしょうか。

私たちの食生活には、いろいろな食品が、いろいろな量で入ってきます。そこには、いわゆる栄養補助食品が含まれる場合もあるでしょう。そして、そこにクロレラが加わったとしましょう。

その人が、糖尿病だったと仮定します。そして、医者に言われてカロリー制限をしたとします。その糖尿病が成人性のものならば、血糖値は下がるでしょう。そのとき、その人がクロレラが効いたと思うのは勝手です。

実は、何かが効いたという話には、このたぐいのものが多いようです。私のように、遺伝子レベルで、身体のこと、健康のことを考える立場からすると、一つの食品で何かの病気が治るようなことはあり得ない、といわざるを得ません。

クロレラの繁殖ぶりは、すさまじいものです。繁殖は生命力の現れだから、それにあやかりたい、というような素朴な発想はあり得るでしょう。

「あるハンターが、カモをうち落としました。すると、獲物はマコモの茂みに入りました。ハンターがしばらくしてそこへ行ってみたら、カモの姿はなく、弾丸が見つかりました。彼は、カモはマコモの働きで傷を治して飛び立った、と考えました。そして、マコモにあらたかな効能があると感じました……」

この話をした人は、私にポリ袋いっぱいのマコモの粉をくれました。それは、土ぼこりのようなもので、私はあとでそれを捨ててしまいました。その人は、マコモが万病の薬であるという話を、ながながと繰り広げたものです。

私が、あるところでビタミンEについての講演をしたときのことでした。それを聞いた私の教え子が、「イワシの頭も信心から」と、友人に言ったそうです。私はなるほどと感心しました。的確な判断というものは、生やさしいものではないことを思い知らされたわけです。

ところで、『体質革命クロレラ強健法』の第1章には、「クロレラだけで生きる」というタイトルで、元九州大学教授中村浩君のおもしろい実験が紹介されています。彼は、私の友人ですから、このことを直に聞いてもいるのですが、その実験のあらましは次のようなものです。

彼は、アメリカのアリゾナ砂漠で、食糧自給自足の生活を3ヵ月続けました。もっていった物資は、クロレラの粉末1袋、トウモロコシの粉末1袋、DDT1缶だけです。彼は、アパッチ族の部落から10キロ以上も離れた一軒家に、1人で住みつきました。

彼は、まず地面に6平方メートルほどの穴をほって、そこにビニールシートを広げました。そして、そこに井戸水をくみ入れました。前に住んでいたハンターが残した大便をそこに投げ込み、自分の小便をそこにしました。それから、クロレラ探しに出かけました。あまり遠くないところにどろ沼があったので、その岸の粘土からクロレラを採集しました。彼は、微生物専門の植物学者だったのです。

いよいよ、クロレラの培養が始まりました。この池はトイレ代わりですから、その水は「クソスープ」と彼が名付けるものになりました。そこは、いわゆる富栄養状態になったので、クロレラはもとより、ミジンコウキクサ・巻貝・クラゲなどがはびこりました。持参のクロレラは、この培養池からの収穫があるまでのつなぎでした。

彼は、ミジンコウキクサのデンプンでパンを焼き、クロレラをまるめて豆を作りました。このパンと豆とで、彼は自給自足の3ヵ月の実験を成功させたわけです。彼は、この貧弱な食生活に音を上げたらしく、この話を自慢にしようとはしませんでした。むろん、この話は当時の新聞に載っています。

私が『健康食総点検』を書いたのはそれより少しあとでしたが、彼の声を聞こうと思って電話を入れてみました。すると令息が出て、彼は伊東にいるということでした。伊東にいる彼との電話のやりとりのあらましは、こうです。

「身体を悪くして、伊東に静養にきているんです」

「病気は何ですか？」

「高血圧ですよ」

「クロレラはおやりですか？」

「研究したことはありますよ」

「健康食品の形のクロレラを、今おやりですか？」

「そういうものはやりません」

中村君も田宮君と同じで、クロレラを飲んではいませんでした。科学者の頭は、申しあわせたように働くのでした。CGFの話も、多糖体の話も、科学者の目には錯覚に近いものとしてうつるのです。

悪口を重ねるようで気が引けますが、数年前、クロレラに関わる事故が新聞だねになりました。参考のために、これを記しておきましょう。

クロレラ食品の常用者に重症皮膚炎を起こす事故があいついだために、一部の業者に回収の命令が出たことがあります。症状は、両ほほから鼻やひたいにかけての顔面や、手の甲に現れるのです。むくみや網目状の紅斑ができて、ひどくなるとこれが紫斑となり、その一部が潰瘍になった例もありました。真皮の血管に、閉塞が起きていました。

東京都衛生研究所の見解だと、クロロフィルの分解物が、肝臓で処理されずに皮膚へ行ってたまり、そこへ日光が当たって、光過敏症を起こし、それがもとで皮膚炎が起きたのではないか、ということでした。

　クロレラ製品には、銘柄がいくつもあるので、事故もいろいろです。皮膚炎を起こすものがあるかと思うと、下痢や吐き気を起こすものもあり、胃痛を起こすものもあり、ほほや胸に腫れを作るものもあり、足のつけねに赤斑を作るものもあり、顔や手が腫れてしみやあざを残すものもあり、耳の周りに湿疹を起こすものもあり、というあんばいで、皮膚や胃腸に事故が起きやすいようです。

　クロレラには、クロロフィルがありました。ところが、そこにはクロロフィル分解酵素も含まれています。そのために、クロロフィルの一部が分解して、「フェオホルバイド」という物質に変わっています。このフェオホルバイドの量は、温度が高く、日光の強いところで育ったクロレラに多いのです。これが、クロレラの事故のもとだと考えられるようになりました。

　ネズミにフェオホルバイドを注射して、明るいところにおくと、数時間後には死んでしまいます。その原因は、血液中の酸素とフェオホルバイドの共同作用で、活性酸素の一種、一重項酸素が生じ、赤血球の脂質が酸化したことによる溶血であることが分かりました。

　日本のクロレラの原料は、主に台湾からきますから、夏に収穫したものが危ないと聞いたことがあります。また、クロレラ製品は、保管に気をつけないと変質するともいわれています。鹿光生物研究所の富金原孝氏は、フェオホルバイドに鉄をむすびつけた物質が、透析による貧血を防ぐことを発見しました。これをみても、クロレラに含まれているものに、あなどれない生理作用のあることが分かるではありませんか。

最後に付け加えておきますが、ここに挙げた2冊の本は、クロレラには酸性体質をアルカリ性体質に変える働きがあるとしていますが、これが納得しかねることは、ここまでお読みになった方にはお分かりのことでしょう。

15　朝鮮ニンジンのはなし

朝鮮ニンジンという言葉を聞けば、それが日本の原産でないことは分かります。その原産地は、朝鮮半島だけではなく、中国の東北地方や、ソ連のウラル山地やシベリア地方などにまで広がっています。日本にきたのが古いということは、正倉院所蔵の薬品目録に、「人参五百四十斤七両」とあるのを見ても、見当がつくでしょう。

今、私たちの手に入る朝鮮ニンジンは、ほとんどすべてが日本の畑で栽培されたものといってよいのです。農作物には農薬がつきものですが、朝鮮ニンジンも普通のニンジンのように、農薬を特によく吸収することが問題になっています。

朝鮮ニンジンは、種をまいてから取り入れるまでに、3年から6年もかかります。すべての作物がそうであるように、朝鮮ニンジンも間引きをしなければなりません。間引きで抜き取った未成熟の根は、原形をとどめないように、きざんだり、しぼったりしたものに、「朝鮮ニンジン」のレッテルを貼って、商品化されることになります。でも、朝鮮ニンジンに特有な薬理作用をもつ成分は、未成熟のものには含まれていません。4年ものより若いものは、果たして効くかどうかあやしいといわれます。

十分に成熟した朝鮮ニンジンは、人の姿を思わせるような形をしています。その形や大きさを知っている人にとっては、そこに価値があるわけです。だから、そういうものを、きざんだりしぼったりはしません。原形のままであることが、商品価値になるのです。そしてそれは、有効成分の保証にもなるわけです。

　私たちが普通にニンジンと呼ぶ植物は、セリ科に属します。そして、朝鮮ニンジンはこれと違って、ウコギ科に属します。だから、普通のニンジンと朝鮮ニンジンとは、近縁の植物ではないけれど、どういうわけか、土の中の残留農薬を格別よく吸収する性質が似ているのです。この点は、ニンジンについても、朝鮮ニンジンについても注意すべきでしょう。ニンジンについていえば、生よりも煮た方が安全だということです。

　朝鮮ニンジンにも、ただのニンジンにも、独特なにおいがあります。それは、未成熟の朝鮮ニンジンにもあります。この正体は揮発性の精油で、朝鮮ニンジンに含まれているものはパナキシノールという化学名をもっています。ただしこの精油は、朝鮮ニンジンの薬理作用の担い手ではありません。

　中国の科学書『十万個為甚麼《シーワンゲウェイシェンメ》』の１９６５年改訂版第13巻に、朝鮮ニンジンについての解説があります。これを見ると、現代中国の医師が、これについてどう考えているかが分かります。それは、次のようなものです。

「朝鮮ニンジンは、ニンジン酸や配糖体を含んでいて、有害な毒素に対する人体の抵抗力を増強する一方、疲労をいやし、大脳皮質を興奮させる作用を表す。中国医学では、朝鮮ニンジンにはおおいに生気を補う作用があると考えており、通常これは、気虚体弱、疲労倦怠などの症状を治すのに用いられる」

今はソ連でも中国でも朝鮮ニンジンの研究が盛んですが、ソ連の考え方はともかく、中国の考え方を、前記の書物から知っていただきたいと思います。

「病状を明らかにして治療をほどこすのが、中国医学の原則である。これによって人体の弱点の現れ方を、気虚・血虚・陰虚・陽虚に分類する。これに応じた薬物を使って、初めて治療効果が現れる」

ここに「気虚」という言葉が出てきました。これは生気がない、というほどの意味でしょう。これに対して、第一の引用文の「朝鮮ニンジンにはおおいに生気を補う作用がある」をもってきたいと思います。そこで、気虚に対しては「補気」を考えればよく、それには朝鮮ニンジンあり、という中国側の論理を当てはめてよいことに気づきます。

また、第二の引用文には、「病状を明らかにして治療をほどこす」とありました。これは、気虚だと分かったら朝鮮ニンジンで気を補え、という教えだと思います。そこには、気虚でないものに朝鮮ニンジンを与えるべからず、という教えも含まれているのでしょう。

この考え方の中に、朝鮮ニンジンは対症療法の薬であって、健康食品などではない、という思想があります。このあたりのことについて、前記の本からさらに引用をしてみます。

「もともと丈夫な人は、滋養強壮剤を用いる必要はない。身体が弱いからといって、みだりにこれを用いると、あとで悪い結果をみることがめずらしくない。例えば、不適当に朝鮮ニンジンを服用したために、胃部に膨満を起こして気持ちの悪くなった人がいる」

むろんこれは、完熟した朝鮮ニンジンの話ですから、間引きものなら心配することはないでしょう。

私たち日本人は、気虚も「血虚」もわきまえないで、朝鮮ニンジンは身体によいと聞くと、それに飛びつきたくなります。朝鮮ニンジンが薬だというなら、まず副作用を思うのが常識でしょう。それなのに私たちは、朝鮮ニンジンが天然ものであるばかりに、これをいわゆる健康食品のように思って、気軽に手を出す傾向があるのではないでしょうか。

さっき、朝鮮ニンジンの成分としてニンジン酸と配糖体とを挙げましたが、薬理作用をもつのは配糖体の方で、この場合は「サポニン」です。サポニンといわれる物質は種類が多く、朝鮮ニンジンはこれを10種以上ももっています。

サポニンという言葉は、せっけんのフランス語「サボン」からきています。これを水に溶かすと、せっけんのようにあわだちます。朝鮮ニンジンを煎じると、サポニンの働きでぶくぶくと泡ができます。

サポニンの生理作用としては、溶血作用や、粘膜に対する刺激作用などが知られています。ところが、サポニンは腸壁からの吸収が悪いので、少しばかり飲んだのでは、何の影響も表れません。

朝鮮ニンジンのサポニンについての研究は、日本でも行われています。動物実験の結果をみると、相反する作用をもつ二つのグループに分類されることが分かりました。第1群のサポニンには、興奮作用・疲労回復作用・ストレス性潰瘍の増悪作用があります。第2群のサポニンには、鎮静作用・血圧降下作用・ストレス性潰瘍の改善作用があるという具合です。

これは、サポニンの一つひとつを単独に与えた実験で、朝鮮ニンジンをまるごと与えた実験ではありません。全部のサポニンを同時に与えたときの効果が、それぞれのサポニンのもつ効果の総和になるとすれば、プラス・マイナス・ゼロになるものがあってよいわけです。

ソ連の見解では、朝鮮ニンジンには調整作用があるということになっています。例えば、血圧が高すぎればそれを下げ、低すぎればそれを上げるということです。これが本当だとすると、高血圧の人が朝鮮ニンジンを摂ると第2群のサポニンが働き、低血圧の人だと第1群のサポニンが働くことになるでしょう。まったく、うまい話ではありませんか。こうなると、気虚も補気も、どこかに消し飛んでしまうでしょう。

日本では、朝鮮ニンジンを服用すると身体があたたまる、などといいます。冷え症に効く、ということかもしれません。中国流にいえば、冷え症は「陽虚」であって気虚ではないでしょう。陽虚の薬は、朝鮮ニンジンではなく、鹿の袋角です。

こうなると、朝鮮ニンジンはまさにやぶの中のものです。あだやおろそかに手を出してはいけない、ということでしょうか。

東京薬科大学の川瀬清教授は、雑誌『私の健康』1978年1月号に、次のように書いています。

「漢方医学では、朝鮮ニンジンは気を補う薬物である、とされています。つまり、種々の臓器や組織の活動が低下したとき、重病や慢性病で元気が損耗したとき、という意味です。症状でいえば、顔面蒼白傾向で、少しのことで心臓が動悸し、精神が落ち着かず、身体全体から力が抜け、ものを直視し識別する力が弱っているなどの場合に、朝鮮ニンジンが適するということです。

このことは逆に、以上のような症状でないときは非適応で、服薬してはならないことを意味します。朝鮮ニンジンを飲んで血圧が高くなり、症状が悪化したという例がありますが、それはおそらく、非適応の場合であったか、服用量が正しくなかったからと思われます。（中略）

まず、大変疲れたときの疲労回復に、出血や下血でショック症状を起こしたときの応急処置に、長年虚弱体質で、食欲不振・消化力低下など、全身的な倦怠感がある場合、低血圧症などに適しています。

反対に、もともと赤い顔で、体格がよく、血圧の高い人は、飲むべきではありません」

これが、専門家のアドバイスです。朝鮮ニンジンをやって、あれが治った、これが治ったという話はいっぱいありますが、おしなべてこのような分かりにくい民間薬は、素朴な体験から出発する信仰のようなものになりがちです。やってみたらなんとなく気分がよくなった、というあんばいの気のせいがつきまとう傾向があります。

16　ローヤルゼリーのはなし

私の住んでいる町の住民運動の仲間の夫人は、ローヤルゼリーのベテランセールスマンと聞かされていました。これは、１９７３年ごろの話です。

そのころ私は、突然、糖尿病になりました。原因が近所にある電線工場の煙突から出る鉛のためだと分かったのは、それから2年後のことでした。

私の病気は、顔色に表れるほどのものでしたから、それを知った彼は、1瓶のローヤルゼリーを見舞いにと私にくれたものです。そこで私は、「お宅の皆さんは、これをおやりですか？」と尋ねました。すると、彼の答はふるっていました。「宅では犬にやっています。なにぶん年寄りですから」とのことでした。

私はあっけにとられましたが、高価なもののことですから、私もお犬さまにあやかることにしました。夫人は、ローヤルゼリーをやらなかったせいかどうか、とにかく、それから4年後にガンで亡くなりました。

ローヤルゼリーは、その名の通り、ミツバチの女王にささげるゼリー状食品のことです。これをいただいた幼虫が女王になるというのですから、ローヤルゼリーの栄養的価値が高いことは事実でしょう。一人前の女王バチになって、一日に数千個の卵を産む身体をこしらえるだけの栄養が、ここにあるわけです。そういうあらたかなものなら、人間にとっても貴重なものだろう、というのがそもそもの着想だったのでしょう。

しかし、よくよく考えてみると、このアイディアには、昆虫と人間とをごっちゃにしているところがあります。

それにしても、絶大な産卵能力をほこるミツバチの女王の特性の中には、性ホルモンの旺盛な分泌があることでしょう。ローヤルゼリーの価値は、おそらくそのあたりにむすびつけられているのです。

歴史的にみると、性ホルモン研究の大御所は、ドイツのアドルフ・ブーテナントということになります。彼は、いろいろな性ホルモンを純化して結晶の形で取り出し、その分子構造を決定した業績によって、１９３９年度のノーベル化学賞を受けた生化学者です。

その後もホルモンの研究に没頭したブーテナントは、昆虫ホルモンの一つを発見して、これに「エクジソン」という名前をつけました。このブーテナントが、ローヤルゼリー騒ぎをききつけて、ミツバチのホルモンの秘密に挑戦することになりました。

彼は、ローヤルゼリーには、未知の物質があるに違いないと考えました。そして、「プテリン」という物質を見つけて、これこそがローヤルゼリーの秘密だと考えました。しかし、プテリンは、未知の物質ではありませんでした。チョウの羽の鱗粉《りんぷん》に含まれている色素だったのです。それは、私たちの知っているビタミンの仲間の、葉酸の前駆物質でもあります。

葉酸は、造血ビタミンとして、人間の身体になくてはならないものです。ミツバチの体内ではプテリンから葉酸を作っているのかもしれませんが、人間がそれと同じだとは考えにくいのです。だから、プテリンがあるからといって、ローヤルゼリーをありがたがる理由はない、というのがブーテナントの結論でした。

ところで、ローヤルゼリーのメリットをプテリンにしぼってよいとは言い切れません。東京大学の緒方知三郎教授は、唾液腺ホルモン「パロチン」の発見者です。『薬、この危険な副作用』（ＫＫベストセラーズ）の中で、著者高橋晄正氏は「毒にも薬にもならない幻の薬パロチン」といっていますが、緒方氏が前立腺ガンをかかえながら、人工肛門で20年も生き、90歳をむかえるまで研究生活を続けることができたのは、パロチンのおかげだといわれているのです。これだけのデータでパロチンの有効性が証明された、とみるわけにはいきませんが。

緒方氏は、老化には真の老化とにせの老化とがあって、前者はビタミンEによって、後者はパロチンによって予防できる、という意見の持ち主でした。今、それがそのまま通ると考える人はいませんが、このパロチン類似の物質がローヤルゼリーの中に発見されたのです。ローヤルゼリーのメリットが、このパロチン様物質にあったとすれば、この昆虫のおくりものに、にせの老化を防ぐ作用があることになります。

では、何を指してにせの老化というのでしょうか。緒方氏のいうところによれば、にせの老化とは、軟骨・硬骨・歯・毛髪・タンパク同化などに現れる老人性変化のことです。したがってパロチンには、軟骨や硬骨の変形、脱灰、歯槽膿漏、筋肉や臓器の萎縮などを予防する働きがあるということになります。

結局、パロチン様物質を当てにしてローヤルゼリーを摂るのは、不可能といわざるを得ないのです。

ローヤルゼリーについて詳しいのは、渡辺孝氏の『ハチミツ特効食』（祥伝社）です。それによると、ローヤルゼリーは、生後3日目から13〜14日目までの働きバチの咽頭腺から分泌される乳白色の粘液だとあります。そしてこれは、はちみつとはまったく違う物質で、甘味に乏しく、独特の酸味と渋味があるそうです。

ローヤルゼリーに目をつけた人は、ただの好奇心からだったといわれています。これに臨床医が目をつけて、老人病対策に使うようになったということです。

現在のヨーロッパの医者がローヤルゼリーを投与するときには、注射によるのが普通だそうです。そのローヤルゼリーは、タンパク質を取り除いてあるそうですから、パロチン様物質とは縁のないもののはずです。

ローヤルゼリーを20ミリグラムだけ注射すると、老人病が改善されるということですから、ブーテナントがこれに興味をもつのも無理はないと思います。

この本によると、ボルドー大学のロストラン教授は、47歳から89歳までの成人病患者58人に、一日おきに20ミリグラムのローヤルゼリーを注射してみました。すると、75パーセントの人がよくなったそうです。また、神経症患者76人に、毎日60ミリグラムのローヤルゼリーを飲ませたところ、72パーセントの人がよくなったそうです。

フランスでは、ローヤルゼリーの効果を、「R物質」によるとしているそうです。Rはローヤルの頭文字です。

R物質は、なぞの物質です。ローヤルゼリーに含まれているビタミンには、いろいろなも

ローヤルゼリー100g中に含まれる
ビタミンの量

ビタミンB1	1.5　～　7.4（mg）
ビタミンB2	6.0　～　13.9
ビタミンB6	2.3　～　50
ニコチン酸	48　～　125
イノシトール	78　～　150
パントテン酸	65　～　220
ビオチン	1.1　～　4.1
葉酸	0.2　～　0.5

のがありますが、これはすべて既知の物質ですから、ローヤルゼリーにはくをつけるものではありません。

１８３ページの表を見ると、ローヤルゼリーは、さながら総合ビタミン剤のようです。日常的にビタミン不足におちいっている多くの人にとって、ローヤルゼリーがある程度の貢献をなしうる余地は十分あるといってよいでしょう。

ローヤルゼリーに老化予防作用があるのは、パントテン酸が多いせいだ、などという人もいます。

それにしても、総合ビタミン剤としてみる限り、ローヤルゼリーは高くつきます。私のビタミンB群の摂取量をローヤルゼリーに換算すると、一日３００グラムになりますが、これは数十万円に相当することでしょう。

さて、ローヤルゼリーの効能を『ハチミツ特効食』から抜き出してみると、次のようになります。

１　動脈硬化を予防する
２　血中コレステロール値を下げる
３　血圧を正常化する
４　手術後の体力の回復を助ける
５　精力を増進する

ここに挙げられた作用は、ビタミンの摂取で説明のつくものばかりだ、といえないことはないと思います。

ところで、このごろアメリカでは、はちみつの発ガン性がいわれ出しました。これは、キク科やマメ科の花に含まれている「ピロリジジン」というアルカロイドのためです。これらの花の乾燥したものを調べたところによると、0・15～0・30パーセントのピロリジジンが含まれています。これには、発ガン性ばかりでなく、毒性もあります。これを含む草を食べた家畜が、中毒を起こした例も知られていますが、これを含んだ野菜を食べて、急性静脈血栓症や肝硬変を起こした人も知られています。R物質を探してみたらピロリジジンだった、などということになりかねないような気がします。なお、フキノトウにも、これが含まれているそうです。

このあたりのことは、『健康食総点検』とかなり重複しますが、この本が出版された2年ほどあとのこと、私の家に1人の弁護士が訪ねてきました。ローヤルゼリー無効裁判が京都地裁であるから、原告側証人として出廷してほしいというのです。

彼はそのとき、裁判の原則について語りました。裁判というものは、科学で争われるのではなく、社会通念で争われるのだそうで、私はおもしろく感じました。

彼は、私の本をもとに、綿密な資料を用意していて、私はその論理的な頭脳に脱帽せざるを得ませんでした。そして私は、旅費と日当を渡されて、京都まで行ったわけです。

裁判所の控え室に入ると、2人の弁護士が入ってきて、打ち合わせをしました。

「証人台に立つと、ぶるぶるふるえ出す人がいますが、あなたは大丈夫ですか？」

「私は、おもしろ半分にやってきたのですから、大丈夫ですよ」

それを聞いて、2人は安心したようです。

そのうちに開廷になって、私は、証人台に立って宣誓をさせられました。以下は、裁判長とのやりとりです。

「証人は、ローヤルゼリーを食べたことがありますか？」

「あります」

「なぜ、ローヤルゼリーを食べたのですか？」

「犬がいなかったからです」

「それは、どういうことですか？」

「私にローヤルゼリーをくれた人は、自分は食べないで犬にやっていましたが、私の家には犬がいませんので、仕方なしに私が食べた次第です」

法廷に、爆笑がわきました。

このとき原告は、病床にいて、出廷しませんでした。デパートの店員にローヤルゼリーが効くと言われてそれを使ったが、病状がかえって悪くなったので訴訟にもち込んだ、という話です。

弁護士の弁論は、理路整然としたものでした。ローヤルゼリーの効果を期待するためには、一日3万円程度の量を摂らなければならないが、それは非現実的な数字ではないかというのです。

計算の基礎は、私の『健康食総点検』でした。彼は、まさに社会通念をたてにとったので、私は感心しました。そして、彼のこの論理によってこそ、ローヤルゼリーを評価すべきものだと私は思います。

17　栄養補助食品について

栄養補助食品という言葉は、アメリカで始まった「フードサプリメント」の訳語ですが、日本にも定着したようです。これは、ありきたりの食生活の中ではタンパク質もビタミンもミネラルも不足がちだから、それを補う手段として開発された食品ということでしょう。

一方、最近では機能性食品という新しいジャンルが、日本でいい出されました。よく考えてみれば、機能をもたない食品などはないわけで、米も、みそも、ダイコンも、ワカメも、パンも、バターも、それぞれそれなりの機能をもっているのですから、この言葉はまったく便宜的なものだということになります。

本当をいうと、人体はこれこれしかじかのメカニズムで動いている、それを完全にするためには、何と何とが、それぞれどれだけの量で必要なのか、という点をきちんととらえて、その条件を満たすようにしなければならないわけです。むろん、それぞれの量が人によって違うことを、考慮しなければなりません。

この大原則にてらして、実際に摂った食品の中身を検討し、タンパク質の不足はどれだけか、ビタミンCの不足はどれだけかなどをつきとめて、すべての栄養素の必要量を満たすようにしたい、というのが分子栄養学の方法です。

そういうことにすると、栄養補助食品とか機能性食品とかいうものは、趣旨はともかくとして、どこかまが抜けてみえるのです。なんだかよさそうだから、これとこれとをやりましょうという態度は、私にはあきたりません。私は、食生活をよりよくすることを心がけるのではなく、食生活を完全にすることを心がけるつもりでいるのです。

栄養素の種類はなかなか多く、それぞれの必要量は人によって違います。また、同じ人でも、その必要量は状況によって違います。これが、栄養素の必要量の個体差・状況差というものです。

この個体差・状況差を考えて、それぞれの人が、それぞれの栄養素の必要量を探し求めることは難しいことです。そこで、どの栄養素も不足することがないように、すべての栄養素を十分に摂る、という方法を選ぶのがベストだという考え方が出てきます。

私は、栄養補助食品という言葉よりも、栄養補完食品という言葉を使うことにしています。それは、今いったベストの食生活をするために用意された食品を意味します。

私の分子栄養学では、何がどれだけいるかという問題を、経験的にではなく、DNAレベル、遺伝子レベルで説こうとしています。そしてその立場から、いわゆる栄養補助食品というものを見直して、栄養補完食品という新しい概念をもち出してみたのです。

といっても、この本が、栄養補完食品の書物だなどということはありません。それは、お読みになった方にはお分かりのことでしょう。

エピローグ

健康関係の本は、本屋さんの棚にめじろおしに並んでいます。健康上、何か問題をおもちの方が、こういう本を5冊も6冊もまとめてお求めになることがめずらしくないようです。私は、そういうことをおやりの方から、電話や手紙をいただいて、その経験を聞かされているのです。

そのような方々は、私の本がほかのものより信用できるとおっしゃいます。私とすれば、そうこなくてはやりきれないのです。私は、私の健康自主管理の理論と方法を、自分の責任で書いているのですから、当然そうなるはずでしょう。

普通、健康の本の著者は、まずお医者さんです。しかし、名前はお医者さんでも、書くのはたいていゴーストライターといわれる人たちです。お医者さんが自分でペンをもつケースはきわめてまれなことで、私はたった一つしかその例を知りません。

お読みになった方がおありかどうか分かりませんが、一時期、私はよく雑誌の取材を受けました。取材記者というのは、一種のゴーストライターです。雑談をもとにして記事を書くわけです。

実は、私の言ったことが、まともに受け取られたことは、1度もありませんでした。私は、それを見ると腹が立つので、掲載誌は見ないことに決めています。

あるとき、事典の取材を受けました。これは、雑誌と違ってあとに残るものでもあり、長いものでもあったので、原稿ができたらそれを見せてくれと言っておきました。送ってきたのを見ると、それがあんまりひどいものだったので、私はこんなものはだめだと言ってやりました。

すると出版社は、別のゴーストライターをよこしました。それは、いかにもベテランと見える中年の女性でした。私はその人に、『老化に挑戦せよ』というタイトルの本を書くことになっている、ということを言いました。すると彼女は、それを自分に書かせてくれと言って、私を驚かせました。そのとき彼女は、資料を貸してくれとも何とも言わなかったのです。

友人のK博士の場合は、こうです。彼はゴーストライターの前で、1時間あまりの話をして、テープレコーダーにそれをおさめました。それから彼は、アメリカの有名なビタミンの本の翻訳書を1冊渡して、これを見てやってくれと言いました。こうして、K博士のビタミンの本はできあがりました。

私の友人に、有能な新聞記者の古手がいます。彼は今プロダクションをやっているのですが、その部屋の本棚には、健康関係の本がぎっしりつまっています。私はそれを見て、参考書かと尋ねました。すると彼は、みんな自分が書いたのだと言いました。

新聞に出たことですから、ご存じの方も多いと思いますが、今出版される単行本の40パーセントは、ゴーストライターの手によるものといわれます。健康関係のものは、特にその割合が大きいのです。

このような背景を考えると、私の本の評価が高いのは当然だということになるのではないでしょうか。

1991年7月

三石　巌

父・三石巌とメグビーについて

株式会社メグビー　代表取締役　笹木多恵子

父・三石巌は１９０１年（明治34年）に生まれ、１９９７年（平成9年）95歳で亡くなるまでに、物理学者として自然科学全般の知識を得て、児童書、科学書、健康関連の書物を３００冊あまり書き残しました。出版されてから長い年月が経ち、現在では、絶版になっているものがほとんどになりました。科学や医学の情報は日進月歩で変化を遂げ、多くの関連書が次々と出版されているにもかかわらず、三石の著書を読みたいという声が今日も絶えません。

三石巌は「１００年経っても腐らない情報でなくてはならない」と言っておりましたが、30年以上も前に仮説としていたことが、徐々に肯定されていくことは驚きでもあります。

発明家を夢見た父は、「三石理論」という大きな財産を遺して逝きました。

自分や家族の健康を考えるとき、医師に委ねるのではなく、誰もが正しい知識を学び、健康の自主管理ができることを願い、科学的生命観と論理的思考による三石理論が誕生しました。学ぶことによって的確な健康管理ができることを身をもって示し、正しい知識や情報の蓄積がなければ健康の自主管理は難しいことを訴えています。

三石巌は、１９８１年には、学問の後継者を育て、講演会、書籍の出版を通じて三石理論を広く発信するために三石理論研究所を設立し、また、自らの理論の上に成り立つ健康食品が手に入らないことから、1982年には三石理論による製品群を揃えた株式会社メグビーを設立しました。株式会社メグビーでは現在も、三石理論に基づくさまざまな食品群を提供し続けております。

本書が皆様の健康の維持、生活習慣病や老化の予防、改善などにお役に立つことを願ってやみません。

2017年5月

三石 巖　MITSUISHI Iwao

1901年－1997年。東京生まれ。東京帝国大学（現東京大学）理学部物理学科および同工学部電気工学科大学院卒業。日本大学、慶應義塾大学、武蔵大学、津田塾大学、清泉女子大学の教授を歴任。理科の教科書、子どものための科学書から専門書まで、生涯著作は300冊以上にのぼる。科学学術用語の統一にも力を尽くした。60歳の時に分子生物学の研究を開始し、三石理論を確立、分子栄養学による健康自主管理を実践した。株式会社メグビーと三石理論研究所はその活動拠点として自ら設立したものである。創造性と論理に基づく発明家精神を発揮し続け、活性酸素の害は驚くほど早い時期に提唱していた。亡くなる直前まで講演、執筆による啓蒙活動を続け、生涯現役を貫いた。

食品の正しい知識

毎日の健康自主管理のために

健康自主管理システム ❷

2017年7月25日　初版第1刷発行
2023年6月 1 日　初版第5刷発行

著者　**三石 巖**
発行人　**阿部秀一**
発行所　**阿部出版株式会社**
〒153-0051
東京都目黒区上目黒4-30-12
TEL：03-5720-7009（営業）
03-3715-2036（編集）
FAX：03-3719-2331
http://www.abepublishing.co.jp
印刷・製本　**アベイズム株式会社**

ISBN978-4-87242-653-3　C0047